D1562337

El
CÁNCER
y la nueva biología del
AGUA

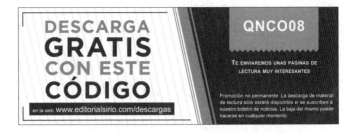

La información contenida en este libro se basa en las investigaciones y experiencias personales y profesionales del autor y no debe utilizarse como sustituto de una consulta médica. Cualquier intento de diagnóstico o tratamiento deberá realizarse bajo la dirección de un profesional de la salud. La editorial no aboga por el uso de ningún protocolo de salud en particular, pero cree que la información contenida en este libro debe estar a disposición del público. La editorial y el autor no se hacen responsables de cualquier reacción adversa o consecuencia producidas como resultado de la puesta en práctica de las sugerencias, fórmulas o procedimientos expuestos en este libro. En caso de que el lector tenga alguna pregunta relacionada con la idoneidad de alguno de los procedimientos o tratamientos mencionados, tanto el autor como la editorial recomiendan encarecidamente consultar con un profesional de la salud.

Título original: CANCER AND THE NEW BIOLOGY OF WATER
Traducido del inglés por Francesc Prims Terradas
Diseño de portada: Editorial Sirio, S.A.
Maquetación de interior: Toñi F. Castellón

© de la edición original
2019 Thomas Cowan

Publicado con autorización de Chelsea Green Publishing, White River Jct., VT, USA
(www.chelseagreen.com) y Ute Körner Literary Agent (www.uklitag.com)

© de la presente edición
EDITORIAL SIRIO, S.A.
C/ Rosa de los Vientos, 64
Pol. Ind. El Viso
29006-Málaga
España

www.editorialsirio.com
sirio@editorialsirio.com

I.S.B.N.: 978-84-18531-13-2
Depósito Legal: MA-582-2021

Impreso en Imagraf Impresores, S. A.
c/ Nabucco, 14 D - Pol. Alameda
29006 - Málaga

Impreso en España

Puedes seguirnos en Facebook, Twitter, YouTube e Instagram.

 El papel utilizado para la impresión de este libro está **libre de cloro** elemental (ECF) y su procedencia está certificada por una entidad independiente, no gubernamental, que promueve la sostenibilidad de los bosques.

DR. THOMAS COWAN

El
CÁNCER
y la nueva biología del
AGUA

Por qué hemos fracasado en la guerra contra el cáncer
y cómo podemos encaminarnos hacia una
prevención y tratamientos más efectivos

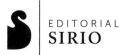

EDITORIAL
SIRIO

El hombre de la calle no ve al diablo ni cuando este lo está agarrando de la garganta.

Johann Wolfgang von Goethe

Índice

DESCARGO DE RESPONSABILIDAD

El cáncer es una enfermedad grave que debe diagnosticar y tratar un oncólogo. Ningún contenido de este libro pretende ofrecer ningún diagnóstico o aconsejar ningún tratamiento a nadie que tenga cáncer. Debido a las leyes actuales del estado de California, en este momento no atiendo en consulta ni trato a pacientes con cáncer. El objetivo de este libro es estimular el interés por un nuevo enfoque para comprender el cáncer y tratarlo. Tengo la esperanza de que a partir de este libro se lleven a cabo más investigaciones sobre nuevas formas de prevenir y tratar esta enfermedad. También espero que las personas que buscan un tratamiento para el cáncer presenten las ideas que contiene este libro al médico o los médicos que las están tratando. Pero, insisto, ningún contenido de esta obra pretende indicar ningún tratamiento a nadie que tenga cáncer.

Prólogo

Hace tres décadas que la humanidad está padeciendo la epidemia de enfermedades crónicas más extraordinaria de la historia registrada. Esta epidemia global es única porque afecta a casi todas las regiones, culturas y entornos socioeconómicos, pero son las naciones más ricas del mundo las que presentan las tasas más altas de enfermedades crónicas. Actualmente, Estados Unidos gasta en atención sanitaria aproximadamente el doble que otros países en que la renta per cápita es elevada y, sin embargo, no hay indicios de que este gasto anual de billones de dólares haya tenido un impacto mensurable en los resultados en materia de salud.[1]

A pesar de que es muy evidente que el modelo farmacéutico no está logrando reducir las enfermedades crónicas y el sufrimiento asociado a ellas que han marcado las últimas décadas, las universidades médicas y las entidades gubernamentales y privadas que las apoyan son muy lentas a la hora de adoptar otros enfoques o asignar presupuestos de investigación. El *establishment* médico se ha resistido a explorar ciertos paradigmas nuevos y emocionantes para avanzar en la comprensión de la biología de la salud en lugar de seguir centrándose en la actual industria de la enfermedad. Por lo tanto, no ha podido desarrollar tratamientos que apoyen la capacidad de curación intrínseca del cuerpo y permanece estancado en las «soluciones parche» para las enfermedades crónicas. En consecuencia, y por desgracia, los pacientes permanecen igualmente estancados en el mismo punto. La atención convencional a los enfermos, que va obstinadamente de la mano de una economía de la atención sanitaria en la que se manejan billones de dólares, deja de lado a los pacientes.

Mientras tanto, la subespecialización académica conduce a la compartimentación del conocimiento entre aquellos cuya responsabilidad es, aparentemente, establecer conexiones y juntar las distintas informaciones relevantes para el ejercicio de la medicina. Una de las carencias más obvias es la falta de una «polinización cruzada» entre la biología y la física en la formación médica. Los médicos no son conocidos por sus habilidades matemáticas; de hecho, muchos de nosotros nos sentimos aliviados cuando dejamos atrás los cursos de Cálculo y Física que amenazan con rebajar nuestra nota media en un entorno competitivo. Nos aferramos a la concreción que ofrecen la biología y la bioquímica farmacéutica, y pocos médicos o científicos médicos tienen motivos para volver a leer sobre física, realizar investigaciones en las que esta tenga un papel o tenerla en cuenta en su práctica clínica. El problema, por supuesto, es que son las estructuras atómicas, y no las celulares, las que se encuentran en la base de la constitución de toda la materia del universo, desde la que compone las estrellas hasta la que conforma la mesa de tu cocina y, por supuesto, tu cuerpo físico.

El principio del siglo XX fue una época muy significativa para la ciencia; aparecieron muchos gigantes intelectuales y se efectuaron grandes logros en el campo de la física, más allá del famoso trabajo de Albert Einstein. En *El cáncer y la nueva biología del agua*, el doctor Cowan nos presenta a algunos de estos gigantes intelectuales, explora la relevancia de su trabajo en el contexto de la salud y la actual epidemia de enfermedades crónicas y expone opciones terapéuticas que están surgiendo a partir de todos estos conocimientos. Algunos de los aspectos científicos que trata son desconocidos y están infravalorados, mientras que otros derivan de algunos de los programas gubernamentales y académicos de mayor envergadura de la historia. Desafortunadamente, parece que la comunidad médica no ha sido consciente de las implicaciones de estos avances, o al menos no ha mostrado interés en ellas. En el ámbito de las terapias contra el cáncer, la quimioterapia, la radioterapia y la cirugía continúan dominando el panorama de la atención médica convencional, así como el enfoque intelectual de la mayoría de los médicos y científicos alopáticos.

Por fortuna, la naturaleza tiene sus formas de manifestar la verdad independientemente de si le prestamos o no atención, y ha estado ocupada revelando las extraordinarias verdades científicas y herramientas clínicas, a menudo simples, que están surgiendo de estas investigaciones. En la actualidad, miles de científicos independientes, médicos, intuitivos y profesionales de las artes curativas antiguas y modernas están explorando innumerables perspectivas no convencionales de la biología y la biofísica para apoyar mejor a los pacientes que no tienen tiempo de esperar a que el *establishment* médico alopático se ponga al día.

La mayoría de nosotros tenemos a un familiar o amigo cercano cuyo estado de salud degenera progresivamente de forma prematura. A menudo observamos con asombro, horror y desesperación cómo la salud de esa persona, o la nuestra propia, va escapando del cuerpo, mientras los médicos, con toda nuestra formación y todas nuestras herramientas de diagnóstico, fármacos y tratamientos, parecemos incapaces de inducir un curso de acción terapéutica significativo, y tampoco sabemos cuál es la razón fundamental de la aparición de estas epidemias devastadoras. Demasiados de nosotros vamos de especialista en especialista en busca de respuestas, presas de una frustración cada vez más desesperada, sin que nadie nos dé una idea general acerca de cómo llegaron a producirse los trastornos y las disfunciones característicos de nuestra enfermedad, o aporte alguna solución significativa a nuestro problema.

Tanto el doctor Cowan como yo creemos que es muy urgente que cuentes con nuevas perspectivas sobre el cáncer para que los desafíos y las oportunidades presentes en tu vida no se detengan. Desde la década de 1960, cada generación sucesiva es víctima en mayor medida del cáncer y las enfermedades crónicas, que se manifiestan a edades cada vez más tempranas. Es hora de ir a la esencia. Los esfuerzos que realices para resolver tu problema de salud y aprovechar tu potencial de curación no supondrán solamente una victoria para tu vida y tu bienestar, sino que también podrán constituir una referencia para el cambio y un epicentro de información para toda tu familia y tu comunidad. Por lo tanto, albergo la sincera esperanza de que las siguientes páginas te capaciten para dar los pasos necesarios con el fin de cambiar la vida que estás viviendo hoy y para crear un futuro mejor para ti y tus seres queridos.

Te deseo buena suerte con tu salud y tu curación.

Doctor Zach Bush,
medicina interna, endocrinología
y metabolismo, cuidados paliativos

Introducción

A principios de la década de 1990, un bioestadístico alemán llamado Ulrich Abel publicó un artículo que sacudió el mundo de la oncología. Abel quiso saber qué avances se habían producido en los veinte años transcurridos desde que el presidente Nixon «declaró» la guerra al cáncer, en 1971, con la firma de la Ley Nacional del Cáncer, la asignación de mil seiscientos millones de dólares a fondos de investigación durante los tres años siguientes y la promesa de una cura al cabo de cinco. El optimismo de Nixon no había salido de la nada. Los investigadores estaban anunciando a bombo y platillo el descubrimiento de los oncogenes como los causantes del cáncer. Parecía que la victoria estaba a la vuelta de la esquina.

Veinte años después, Estados Unidos y sus socios mundiales habían invertido muchos miles de millones de dólares más en la investigación del cáncer, y el doctor Abel quiso saber cuál había sido el rendimiento de esta inversión sin precedentes. Revisó miles de artículos de temática oncológica publicados en las dos décadas anteriores y solicitó análisis y comentarios a cientos de oncólogos para comprender el impacto, específicamente, de la quimioterapia en el tratamiento del cáncer epitelial avanzado.[1] (La mayoría de los cánceres se producen en las células epiteliales, en forma de carcinomas). En otras palabras: ¿cuál era la efectividad de nuestra principal arma contra el cáncer cuando ya llevábamos veinte años embarcados en esta guerra?

El principal hallazgo del doctor Abel, al que llegó procediendo meticulosamente, fue que no hay pruebas directas de que la quimioterapia prolongue la supervivencia de los pacientes que tienen un carcinoma avanzado, excepto en el caso del cáncer de pulmón, más concretamente el que afecta a las células pulmonares de pequeño tamaño.[2] Abel añadió sin embargo que incluso en el caso del cáncer de pulmón el beneficio de la quimioterapia es «bastante pequeño, en el mejor de los casos».[3] Más adelante, en otra publicación, afirmó lo siguiente:

> El éxito de la mayoría de las quimioterapias es terrible. [...] No hay ningún indicio científico de que tengan la capacidad de alargar de manera apreciable la vida de los pacientes que padecen los cánceres orgánicos más habituales. [...] La quimioterapia para los tumores malignos demasiado avanzados para ser operables, que representan el 80 % de todos los cánceres, es un desierto científico.[4]

Sin duda, estos hallazgos suscitaron muchas preguntas. Para empezar, si la quimioterapia no aporta un beneficio real a los pacientes que tienen un cáncer avanzado, ¿lo aporta al menos a quienes tienen un cáncer que se encuentra todavía en su etapa inicial? Los hallazgos a este respecto también fueron desoladores. Y desafiaron directamente el discurso de que la quimioterapia es un arma efectiva y de que la ciencia está ganando la guerra contra el cáncer. De acuerdo con décadas de investigaciones punteras, la ciencia está ganando solo si no se tiene en cuenta si la persona con cáncer sobrevive, y tampoco el sufrimiento que suele tener que soportar el individuo sometido a quimioterapia.

Esencialmente, y con la excepción de algunos de los tipos menos comunes de cáncer, la revisión de la literatura por parte de Abel reveló que la terapia citotóxica moderna no prolonga de forma apreciable la vida del paciente, ni se ha demostrado que mejore la calidad de la misma. Las dosis altas pueden reducir, y reducen, los tumores, pero es cuestionable que el paciente resulte beneficiado.

Como era de esperar, los poderes oncológicos combatieron las conclusiones de Abel, e incluso lo atacaron como persona. Pero al hacerlo, se vio muy claro algo importante: los investigadores suelen evaluar el éxito de la quimioterapia en función de si el tumor se contrae o no y, en caso afirmativo, de cuánto se contrae, no en función de si prolonga o no la supervivencia del paciente. El problema es que la contracción del tumor no se correlaciona, necesariamente, con un resultado mejor. Por ejemplo, es bien sabido que el uso de la terapia antiandrógena para el cáncer de próstata (es decir, el uso de hormonas) hace que pronto pase a haber células cancerosas que no necesitan la testosterona para crecer. Al administrar medicamentos para reducir la testosterona, inicialmente el tumor se contrae, y un estudio puede medir esta contracción inicial, pero las células tumorales residuales «aprenden» a crecer sin la testosterona, y pronto pasan a multiplicarse de forma más agresiva que el cáncer inicial. También vemos esta reducción inicial en el tratamiento de quimioterapia para otros tipos de cáncer.

El caso es que no todos los miembros de la comunidad oncológica se dejaron convencer por los esfuerzos encaminados a desacreditar el trabajo de Abel. El debate se prolongó durante más de una década. Hasta que en 2004 una revisión de ensayos clínicos aleatorizados financiada de forma independiente evaluó la efectividad de la quimioterapia en la tasa de supervivencia, en un plazo de cinco años, en relación con veintidós tipos de tumores malignos importantes en pacientes australianos y estadounidenses. ¿Los resultados? «La contribución general a la supervivencia de pacientes adultos de la quimioterapia citotóxica curativa y coadyuvante en un plazo de cinco años se estimó que era de un 2,3 % en Australia y un 2,1 % en Estados Unidos». Es decir, prácticamente insignificante, y a costa, a menudo, de un descenso drástico de la calidad de vida. Los autores llegaron a esta conclusión:

> ... la quimioterapia citotóxica solo efectúa una contribución menor a la supervivencia respecto del cáncer. Para justificar la financiación y la disponibilidad continuas de los medicamentos utilizados en la quimioterapia citotóxica, se requiere con urgencia una evaluación rigurosa de la relación coste-efectividad y del impacto en la calidad de vida.[5]

Es importante señalar que el 2,3 y el 2,1 % hacen referencia a todas las etapas del desarrollo del cáncer, no solo a la más avanzada.

En 2009, según la escritora experta en salud de *The New York Times* Gina Kolata, el Instituto Nacional del Cáncer estadounidense se había gastado ciento cinco mil millones de dólares desde el principio de la guerra contra el cáncer (a lo cual habría que añadir las inversiones efectuadas, por su parte, por otras agencias gubernamentales, las universidades, las compañías farmacéuticas y las iniciativas filantrópicas), y el rendimiento de tamaña inversión había sido un descenso en la tasa de mortalidad del 5 % solamente entre 1950 y 2005. Kolata sugería en su artículo que comparásemos este dato con la tasa de mortalidad por enfermedad cardíaca, que descendió un 64 % durante el mismo período, o la tasa de mortalidad debida a la gripe y la neumonía, que bajó un 58 %. También indicó que solo el 20 % de los pacientes con cáncer de mama metastásico, el 10 % con cáncer colorrectal metastásico, el 30 % con cáncer de próstata metastásico y menos del 10 % de los que tenían cáncer de pulmón vivían más de cinco años. Más significativo era todavía el hecho de que ninguno de estos porcentajes había cambiado mucho en los últimos cuarenta años. «Aun así –escribió Kolata–, la percepción alimentada por la profesión médica y sus mercadólogos, y por el sentimiento popular, es que el cáncer casi siempre se puede prevenir. Y que si esto falla, generalmente se puede tratar, incluso derrotar».

Pero no solo no hemos logrado tratarlo y vencerlo, sino que cada vez somos más incapaces de evitarlo. En un artículo para Newsweek de 2018, Sylvie Beljanski señaló que aproximadamente una de cada veinte personas recibía un diagnóstico de cáncer a principios del siglo XX. En la década de 1940, era una de cada dieciséis. En la década de 1970, una de cada diez. Hoy, una de cada tres personas contraerá cáncer en el transcurso de su vida.[6]

Estas cifras pueden ser, y son, analizadas hasta el infinito por quienes quieren argumentar que estamos ganando la guerra contra el cáncer. Después de todo, hay muchos incentivos para defender este argumento. Miles de millones de dólares en fondos de investigación, fármacos y herramientas biotecnológicas, además de la carrera y la reputación de muchas personas y la reputación de poderosas instituciones públicas y privadas, están ligados al argumento de que hay una cura a la vuelta de la esquina si mantenemos el rumbo. Cuando pensamos en los cuatro mil ochocientos millones de dólares que la Sociedad Estadounidense del Cáncer ha invertido en la investigación desde 1946 y en cómo anuncia una disminución de la mortalidad entre 2002 y 2003, y luego una disminución de la mortalidad por segundo año consecutivo entre 2003 y 2004, el mensaje parece prometedor y esperanzador.[7] Queremos creerlo. Hasta que nos enteramos de que la disminución de la mortalidad entre 2002 y 2003 ascendió a 369 personas en Estados Unidos.[8] Incluso el descenso bastante mayor de la mortalidad, que afectó a 3.014 personas, entre 2003 y 2004, debe ponerse en contexto. Para quienes sobrevivieron, la diferencia es enorme. Pero dado que no sobrevivieron 553.888 pacientes en 2004 y 556.902 en 2003, ¿alguien puede decir honestamente que la situación ha cambiado?[9]

En 2004, un superviviente del cáncer, Clifton Leaf, escribió un artículo para *Fortune* titulado «Por qué estamos perdiendo la guerra contra el cáncer (y cómo ganarla)», en el que explicó que incluso los logros más modestos en esta guerra tenían que ver con los cambios que se estaban produciendo en el estilo de vida, entre los que cabía destacar la mayor conciencia sobre los efectos perjudiciales del tabaco. «A estos modestos logros han contribuido muy poco nuevos y emocionantes compuestos descubiertos por los laboratorios del Instituto Nacional del Cáncer [estadounidense] o por los grandes centros de investigación del cáncer, que es donde va a parar casi todo el dinero público», escribió.

Leaf explica que entrevistó a investigadores, médicos, epidemiólogos, farmacólogos, biólogos y genetistas de compañías farmacéuticas y de los principales centros de investigación de todo Estados Unidos, así como a funcionarios de la Administración de Alimentos y Medicamentos (FDA, por sus siglas en inglés), del Instituto Nacional del Cáncer (NCI) y de los Institutos Nacionales de la Salud (NHI). En conjunto representaron, para él, «una "cultura del cáncer" disfuncional: un pensamiento de grupo que empuja a decenas de miles de médicos y científicos hacia el objetivo de encontrar las más pequeñas mejoras en el tratamiento en lugar de generar auténticos avances, que fomenta la resolución de problemas aislada (y redundante) en lugar de la cooperación y que premia los logros académicos y las publicaciones sobre todo lo demás. En cada paso del camino, desde los aspectos científicos básicos hasta la cama del paciente, los investigadores confían en modelos que son sistemáticamente malos para predecir el éxito, hasta el punto de que cientos de medicamentos contra el cáncer son puestos en circulación, y muchos son aprobados por la FDA, a pesar de que su "actividad" probada tiene poco que ver con curar el cáncer».[10]

Valoro los comentarios de Leaf, pero yo iría más allá. Creo que nuestro fracaso en la guerra contra el cáncer se debe a algo que va mucho más allá de la filosofía de «publicar o morir», una cultura del cáncer disfuncional, la influencia de las grandes empresas farmacéuticas o el hecho de que miles de personas han vinculado su sustento al modelo actual, aunque pienso que todo ello son factores, ciertamente. Creo también que la causa del fracaso va mucho más allá del argumento de que el cáncer es un problema perverso, un enemigo astuto cuya derrota requiere embarcarse en un proyecto largo, lento y tedioso, si bien se nos intenta convencer de que las maravillas de la ciencia y nuestros métodos actuales no tardarán en triunfar. Creo que la razón por la que nunca ganaremos la guerra contra el cáncer con la forma que tenemos de proceder actualmente es que el camino que estamos siguiendo parte de un error fundamental cuando se trata de entender la naturaleza de la vida y, por lo tanto, la del cáncer. Hemos construido una industria que maneja miles de millones de dólares sobre esta base defectuosa, de manera que el fracaso a la hora de curar el cáncer y salvar vidas no es más que la consecuencia lógica de esta conclusión errónea.

Cuenta un viejo chiste que un policía se encuentra con un hombre que busca ansiosamente bajo una farola algo que está claro que es importante para él. Le pregunta al hombre qué está buscando, a lo que este responde apresuradamente «mis llaves», y prosigue con su desesperado intento de encontrarlas. El policía lo ayuda a mirar durante unos minutos, hasta que se detiene y le pregunta:

—¿Dónde cree que las ha perdido?

El hombre responde:

—En esos arbustos de allá.

Y señala con la cabeza hacia un seto que se encuentra a unos metros de distancia. El policía le pregunta:

—Entonces, ¿por qué está mirando por aquí?

El hombre responde:

—Porque aquí hay más luz.

Este libro constituye un intento de buscar en el lugar correcto las llaves (más estrictamente, las claves) del cáncer. Sé que muchos científicos, investigadores y médicos convencionales rechazan resueltamente a aquellos de nosotros que nos alejamos de la zona en la que hay más luz, pero con tantas vidas en juego y un fracaso colosal tan evidente, ¿es de extrañar que la gente esté recurriendo cada vez más a las ideas y los enfoques alternativos? ¿No vale la pena que nos planteemos que podríamos estar buscando en el lugar equivocado? En caso de que valga la pena, y creo firmemente que así es, no solo tenemos que regresar a las investigaciones que estaban en curso cuando Nixon anunció esta guerra, sino que también debemos replantearnos qué es el cáncer y qué es la vida.

PRIMERA PARTE

Una nueva forma de entender el cáncer

CAPÍTULO UNO

El fracaso de la teoría del oncogén

Cuando Nixon firmó la Ley Nacional del Cáncer, la gran noticia en la comunidad oncológica era el descubrimiento de los oncogenes, que son unos genes que tienen la capacidad de ocasionar cáncer. Unos años después se descubrieron los protooncogenes, genes normales que podían mutar para convertirse en oncogenes y ser transmitidos durante la división celular. A veces estas mutaciones son inofensivas, o pueden corregirse mediante los procesos de reparación del ADN que lleva a cabo el propio cuerpo, pero otras veces son carcinógenas y no se pueden reparar. Estas mutaciones carcinógenas conducen a una multiplicación celular acelerada y descontrolada, que acaba por conducir a la proliferación de células defectuosas que conforman lo que llamamos *tumor* (del latín *tumor*, 'hinchazón'). La expansión continua de las células defectuosas da lugar a un cáncer diseminado o metastásico, lo cual desemboca en la muerte del paciente. Las estrategias oncológicas habituales se dirigen a extirpar (por medio de la cirugía), quemar (por medio de la radiación) o envenenar (por medio de la quimioterapia) estas células de expansión rápida con el objetivo de liberar al cuerpo del paciente de la masa cancerosa.

En el ámbito médico, tenemos la esperanza y la expectativa de que las terapias que utilizamos deriven directamente de la comprensión que tenemos de los aspectos biológicos de la enfermedad que estamos tratando. Por eso es importante que describa ahora, brevemente, la base subyacente a la teoría del oncogén, lo cual nos permitirá, a continuación, comprender los fundamentos de los tratamientos oncológicos actuales. La concepción moderna que se tiene de la célula, a partir de cientos de años de investigaciones, es que es una membrana grasa que recubre un interior lleno de líquido. En este líquido, también conocido como *citoplasma*, residen varios orgánulos, proteínas y otros contenidos intracelulares.

En el citoplasma, los orgánulos cumplen las órdenes que reciben por parte de las señales procedentes del núcleo. Algunos orgánulos se ocupan de sintetizar proteínas, otros de la generación de energía, otros de que los electrolitos o los líquidos estén en equilibrio. Esencialmente, el citoplasma puede compararse con una fábrica; es el lugar donde se ejecutan una serie de procesos a partir de las órdenes dictadas por la dirección, que reside en el núcleo.

El núcleo alberga la sala de control, el ADN, que administra la célula y dirige todos los procesos celulares. Como la mayoría de nosotros aprendimos en el colegio, el ADN es una cadena de ácidos nucleicos en forma de doble hélice dividida en segmentos o genes, cada uno de los cuales codifica el modelo para la síntesis de su copia. A través del proceso conocido como *transcripción*, el ADN ofrece una especie de imagen especular de sí mismo, que se conoce como *ARN mensajero* (ARNm). El ARNm es transferido al citoplasma, donde los ribosomas, o fábricas de proteínas, lo transforman en una proteína específica. Las proteínas son las moléculas de la célula que llevan a cabo la mayor parte de las funciones celulares, por no decir todas. La secuencia de pares de bases de genes del ADN determina cuál será la proteína que producirá la célula. El dogma central de la genética es que cada gen codifica una determinada proteína y que la dirección es siempre del ADN al ARN a la proteína, nunca al revés.

Hay muchos miles de estos genes. Si el organismo está sano, los genes producen proteínas saludables que contribuyen a la funcionalidad de varios procesos. Si, por ejemplo, un gen codifica una proteína de la retina necesaria para la visión del color, el resultado será la visión del color, siempre que el proceso dé lugar a una proteína funcional intacta. Por supuesto, puede haber muchas proteínas implicadas en la visión del color, en cuyo caso las proteínas funcionales intactas deben ser producidas en las proporciones óptimas. En cuanto al crecimiento de la célula y la división celular, participan miles de genes y proteínas en este proceso, que es complejo. Algunas de las proteínas son receptores ubicados en el exterior de la célula y pueden transportar nutrientes al interior o generar una señal para que la célula se divida. Otras proteínas participan en la creación del huso que separa los cromosomas, lo cual permite que se formen dos copias nuevas de la célula. Y otras proteínas participan en otros aspectos de la división celular.

Una concepción simple del proceso del cáncer es que la célula entra en la fase de división demasiado a menudo y con demasiada facilidad. Ha perdido la conexión con los diversos mecanismos de retroalimentación que normalmente limitan el ritmo y el alcance de la división celular. El resultado es una enfermedad caracterizada por una división excesiva, hasta el punto de que se forma un tumor visible o una nueva masa celular. La promesa de la teoría del oncogén era que si supiéramos qué aspecto debe tener un gen normal en un cromosoma somático (los cromosomas no X y no Y) y viésemos una mutación, esta podría ser la responsable de inducir este cambio en la proliferación celular. Una esperanza que se albergaba originalmente en relación con esta teoría era que pudiéramos encontrar mutaciones en genes clave que desempeñaran funciones determinantes en el control del proceso de la reproducción celular. También se esperaba que fuese la mutación de un solo gen lo que estuviese implicado en el cáncer; esta mutación conduciría a que hubiese una sola proteína defectuosa, que sería la culpable de desencadenar todo el proceso.

A medida que se siguió investigando desde principios de la década de 1970, los investigadores fueron encontrando muchos de estos oncogenes característicos en todos los tipos de tumores. Cuando se pensó que estos genes tenían un papel determinante en el control de la división celular, se pensó (y a menudo se anunció) que se había encontrado el gen causante de un determinado tipo de cáncer y que era solo cuestión de tiempo llegar a descubrir cómo reparar el gen, eliminarlo por completo o darle al paciente la proteína «correcta» que le permitiese sortear el proceso defectuoso. Sin embargo, con el paso del tiempo se fue viendo que el panorama era mucho más complicado, pues se constató que el cáncer no era únicamente el resultado una sola mutación oncogénica, sino de los efectos acumulativos de muchas mutaciones genéticas que afectaban a múltiples procesos reguladores de la división celular y de otras funciones celulares.

En algunos casos, los investigadores descubrieron que había miles de mutaciones diferentes en una sola célula tumoral, muchas de las cuales tenían un papel en la división celular.

Cuando examinaron varias células del tumor de un solo individuo, los investigadores no vieron que tuviesen un solo gen mutado, todas el mismo, a modo de clones, sino que se encontraron con una mezcla heterogénea de células, cada una de las cuales tenía su propio conjunto de genes mutados. Un artículo de temática oncológica de 2013 ofreció un atisbo de la complejidad del asunto:

> El melanoma maligno es el cáncer más agresivo en los humanos, y comprender este comportamiento biológico único puede ayudar a diseñar mejores métodos de pronóstico y terapias más eficaces. Ocurre sin embargo que el melanoma maligno es, etiológicamente, un tumor heterogéneo [...] impulsado en los aspectos morfológico y genético por varios oncogenes [...] y genes supresores.[1]

En otras palabras: el objetivo era encontrar los oncogenes responsables del melanoma; y, de hecho, se han descubierto varios oncogenes que afectan al proceso de desarrollo del melanoma. Pero algunos de estos oncogenes estimulan la división celular, otros la inhiben, distintos individuos con melanoma pueden tener unos oncogenes diferentes e, incluso en el mismo individuo, distintas células del tumor tienen unos oncogenes diferentes. El hecho de que haya células genéticamente diversas en una persona y en un mismo tipo de cáncer es la regla y no la excepción. En realidad, hay pocos casos en que todas las células de un determinado cáncer hayan mostrado ser genéticamente idénticas y en que pacientes con el mismo tipo de cáncer tuviesen células con la misma composición genética. La conclusión es que en la búsqueda de mutaciones somáticas en las células cancerosas se ha podido demostrar que este tipo de células son genéticamente diversas entre los individuos que tienen el mismo tipo de cáncer, e incluso dentro del cuerpo o tumor de un mismo individuo. No hace falta decir que esto ha hecho que la búsqueda de una terapia realmente eficaz contra el cáncer haya resultado ser una tarea mucho más compleja de lo que se había imaginado cincuenta años atrás.

Hace medio siglo, la comunidad oncológica lo apostó todo a la idea de que la causa raíz del cáncer se encontraba en las mutaciones genéticas, de manera que si pudiéramos encontrar los genes mutados en las células cancerosas de un individuo o una mutación específica asociada con un cierto tipo de cáncer, estaríamos muy bien encaminados para hallar una cura. Ahí era donde había más luz, así que ahí fue donde miramos. Y manteníamos un concepto de la biología según el cual el ADN controla nuestro funcionamiento celular y, por lo tanto, nuestra salud.

Este libro parte de la base de que ambas teorías son trágicamente defectuosas. Las mutaciones somáticas observadas en las células cancerosas son el resultado de un deterioro celular que tiene poco que ver con los oncogenes, el ADN o incluso el núcleo de la célula. Además, el concepto de que el ADN dirige la vida de la célula y controla cada uno de sus movimientos está equivocado. En realidad, el ADN es un aspecto de la compleja vida de la célula y de la vida del organismo. Es esencial que reconsideremos el enfoque científico obsesivo en el ADN y el determinismo genético si alguna vez hemos de efectuar verdaderos avances en la prevención y el tratamiento de esta enfermedad devastadora.

¿Cómo es posible que el Gobierno federal estadounidense, las instituciones académicas y gigantescas corporaciones dedicadas a la investigación hayan invertido miles de millones de dólares en las implicaciones de una teoría del cáncer defectuosa? Sé que parece improbable. Imposible. Pero intenta dejar en suspenso tu incredulidad el tiempo suficiente para recordar los resultados que estamos viendo después de cincuenta años de intensas investigaciones y de unas estadísticas pésimas en cuanto al uso de la quimioterapia. Y a continuación ten en cuenta también este otro dato: la búsqueda de los oncogenes, en la que llevamos embarcados cinco décadas, no ha desembocado en nuevos tipos de tratamiento para la mayor parte de los cánceres más habituales (el de mama, el de próstata, el de páncreas). En lugar de vivir en una era de tratamientos bioindividuales basados en los oncogenes, seguimos usando la misma tríada de siempre: la extracción (la cirugía), la quema (la radiación) o el envenenamiento (la quimioterapia). Casi no hay casos en los que el cáncer sea tratado sobre la base de los oncogenes. Es decir, en gran medida, el enfoque de los oncogenes casi no ha dado frutos con respecto al tratamiento. Es razonable (de hecho, es necesario) que nos preguntemos si estamos en el camino correcto.

Es cierto que han aparecido en el mercado muchos tratamientos nuevos contra el cáncer, en la última década sobre todo. La mayoría son «terapias dirigidas», cuyo objetivo es uno de los oncogenes de los que estamos hablando, o varios de ellos. Supuestamente, estamos en la cúspide de un gran avance en el tratamiento del cáncer como resultado de estas nuevas terapias dirigidas. Pero ¿qué revelan realmente los estudios efectuados sobre estas terapias innovadoras?

Un artículo de 2017 publicado en *JAMA Oncology* presentó algunas conclusiones sorprendentes. De sesenta y dos nuevos medicamentos oncológicos aprobados entre 2003 y 2013, solo el 43 % incrementaban la supervivencia en tres meses o más, el 11 % la aumentaban en menos de tres meses, el 15 % presentaban unos beneficios desconocidos en cuanto a la supervivencia y el 30 % no ofrecían ningún beneficio en absoluto en términos de supervivencia.[2] Además, el 45 % estaban asociados con una menor seguridad para el paciente.[3]

Un estudio de 2017 publicado en *The British Medical Journal* (*BMJ*) que analizó los beneficios para la supervivencia y la calidad de vida de cuarenta y ocho medicamentos contra el cáncer aprobados por la Agencia Europea de Medicamentos (EMA, por sus siglas en inglés) entre 2009 y 2013 llegó a conclusiones similares:

> Esta evaluación sistemática de las aprobaciones en el ámbito de la oncología efectuadas por la EMA entre 2009 y 2013 muestra que la mayoría de los medicamentos entraron en el mercado sin que hubiese pruebas de que supusiesen un beneficio para la supervivencia o la calidad de vida. Como mínimo 3,3 años después de su aparición en el mercado, seguía sin haber pruebas concluyentes de que esos medicamentos alargaran o mejoraran la vida en la mayoría de las indicaciones de cáncer. Cuando hubo mejoras en cuanto a la supervivencia en comparación con las opciones de tratamiento existentes o los placebos, normalmente fueron insignificantes.[4]

Si bien el artículo de *JAMA Oncology* y el publicado en el *BMJ* analizaron la supervivencia y la calidad de vida, es importante tener en cuenta que muchos estudios realizados sobre los nuevos medicamentos que supuestamente apuntan a los oncogenes no evalúan su eficacia en el contexto de la supervivencia o la calidad de vida. Por ejemplo, el artículo de revisión del *BMJ* señala que la supervivencia solo había sido el criterio de valoración principal en el 26 % de los estudios.[5]

El resto de los estudios se habían centrado en los marcadores subrogados. Los marcadores subrogados significan que si un paciente tiene, por ejemplo, un tumor de 5 x 5 centímetros en el páncreas y un tratamiento reduce ese tumor a 1 x 1 centímetros, ese tratamiento puede considerarse efectivo por su efecto sobre el tumor. El problema es que la literatura oncológica está llena de documentos que muestran que reducir con éxito un tumor no se traduce necesariamente en un mejor desenlace para el paciente. La toxicidad que puede afectar al paciente por causa del medicamento puede implicar que muera antes y experimente una peor calidad de vida que si no se le hubiese administrado ningún tratamiento.

En otras palabras: los marcadores subrogados pueden ser una forma peor que inútil de evaluar una nueva terapia contra el cáncer, porque los resultados pueden situarse en un contexto que haga que la terapia parezca efectiva incluso si mata al paciente. En los estudios revisados por el artículo publicado en el *BMJ*, solo en una cuarta parte de las nuevas terapias contra el cáncer «dirigidas» se había estudiado la supervivencia general o la calidad de vida. En el 69 % de los casos, la aprobación de los nuevos medicamentos se había basado en estudios realizados atendiendo a marcadores subrogados, lo que significa que no se disponía de información real sobre si los medicamentos eran efectivos en términos de mejorar los resultados para los *pacientes*. Ten muy en cuenta esto la próxima vez que oigas hablar de la promesa que supondrá algún nuevo fármaco «dirigido» contra el cáncer.[6]

Finalmente, debo referirme al mensaje de que, si bien todavía tenemos un largo camino por delante para identificar los oncogenes que intervienen en ciertos tipos de cáncer habituales, el caso es que se han identificado algunos oncogenes, lo cual constituye un gran avance en el campo de la medicina, y estos descubrimientos deberían hacer que todos confiásemos en que la ciencia está bien encaminada. El ejemplo más famoso es el *BRCA*, el gen del cáncer de mama, que llevó a Angelina Jolie (y ha llevado a miles de otras mujeres) a someterse a una mastectomía doble. Nos dicen que las personas que son portadoras de este gen tienen un alto riesgo de contraer un cáncer de mama agresivo. Y nos dicen que esto demuestra que una sola mutación genética puede provocar un cáncer y que, por lo tanto, podemos tener fe en que, con el tiempo y una mayor inversión, encontraremos un gen similar para todos los otros tipos de cáncer.

El problema es que todos quienes están investigando este tema en profundidad no están de acuerdo con esta conclusión. En un estudio publicado en *Lancet Oncology* en 2018 se examinó a mujeres de cuarenta años o más jóvenes que habían contraído un cáncer de mama de aparición temprana para determinar si una mutación del *BRCA1* o el *BRCA2* había tenido algún efecto en los resultados. Los autores del estudio concluyeron que no había «ninguna diferencia significativa en cuanto a la supervivencia general o la supervivencia a largo plazo sin la enfermedad entre las pacientes portadoras de una mutación del *BRCA1* o el *BRCA2* y las pacientes libres de estas mutaciones después del diagnóstico de cáncer de mama».[7] A continuación, los autores afirmaban lo siguiente: «No hemos encontrado indicios claros de que las mutaciones de la línea germinal *BRCA1* o *BRCA2* afecten significativamente a la supervivencia general en caso de cáncer de mama tras tomar en consideración los factores pronósticos conocidos».[8] Si bien nos han dicho que la mutación del *BRCA* equivale a una sentencia de muerte, la realidad es que esta mutación es heterogénea y algunas de sus variantes pueden ser protectoras. Y los autores de un artículo de 2011 titulado «La causa contra las pruebas destinadas a comprobar la presencia del *BRCA1* y el *BRCA2*», publicado en la revista *Surgery*, declararon lo siguiente: «Una variante del *K1183R* está relacionada *inversamente* con el riesgo de contraer cáncer. Parece ser que hay algunos polimorfismos que pueden tener un efecto protector».[9]

Un metaanálisis de 2015 de sesenta y seis estudios realizados sobre la mutación del gen *BRCA* arrojaba la conclusión de que «en contraste con las creencias actuales de muchos oncólogos y a pesar de los sesenta y seis estudios publicados, todavía no es posible sacar conclusiones basadas en las pruebas sobre la relación que hay entre el hecho de ser portadora de las mutaciones del *BRCA1* o el *BRCA2* y el pronóstico del cáncer de mama».[10] Es decir, las pruebas concernientes a las mutaciones del gen *BRCA* indican más bien que dichas mutaciones tienen una incidencia muy escasa en el pronóstico de sus portadoras. Tuve que preguntarme, durante la tormenta mediática que rodeó a la decisión de Jolie, si la cobertura de la prensa y la información que se difundió entre la gente sobre los genes *BRCA1* y *BRCA2* constituyó una campaña de mercadotecnia calculada para apoyar una terapia fallida en lugar de que se pretendiese ofrecer una información real que pudiese ayudar a personas reales y prevenir un sufrimiento real.

Finalmente, me referiré a la «estrella» del mundo oncogenético, el medicamento Glivec (Gleevec en Estados Unidos), un fármaco «dirigido» para tratar un tipo de leucemia infrecuente llamada *leucemia mielógena crónica* (LMC). Se considera que la LMC ofrece el ejemplo más claro de cómo una sola mutación da lugar a un tipo de cáncer muy concreto. El Glivec interfiere en la expresión de este gen y ocasiona una remisión rápida y drástica de la leucemia sin dañar las células normales. Este resultado fue, y es, aclamado como el mejor aval posible de la teoría del oncogén. Podrás apreciar el entusiasmo, moderado con un poco de precaución, con el que fue recibido el descubrimiento del Glivec:

En cierto modo, el Glivec es un caso excepcional, y no es probable que se logre el mismo éxito con otros tipos de cáncer a corto plazo. A diferencia de la mayoría de los otros tipos de cáncer, que son causados por una multitud de factores genéticos y ambientales complejos que interactúan entre sí y, por lo tanto, obligan a abordar muchas causas, la LMC es causada por una sola proteína aberrante relacionada con una translocación cromosómica constante. Por ello, los científicos pudieron concentrar todos sus esfuerzos en este único objetivo. No obstante, la historia del Glivec no deja de ser un excelente y, algunos dirían, hermoso ejemplo de cómo el conocimiento del funcionamiento biológico de la célula puede conducir a un tratamiento médico capaz de salvar vidas.[11]

Es importante reconocer los méritos cuando es oportuno y aplaudir este avance en el tratamiento del cáncer, aunque solo afecte a una variante poco frecuente de la enfermedad. Sin embargo, hay que destacar un hecho interesante, y es que en los últimos años han aparecido informes según los cuales hay otros dos medicamentos de uso común que también tienen un efecto drásticamente curativo en los pacientes con LMC, y ninguno de ellos afecta al oncogén que, supuestamente, es el responsable de la enfermedad. Ocurre sin embargo que las moléculas de ambos fármacos, como las del Glivec, tienen una forma tridimensional. Esto ha hecho que los investigadores se pregunten si es la forma de las moléculas del Glivec la verdadera razón por la que este es eficaz contra la LMC. Es decir, incluso el milagro del Glivec en relación con la LMC puede tener una explicación más simple y precisa que su efecto sobre un oncogén.

Esta curiosa posibilidad de que sea la «forma» del Glivec lo que le confiere su efectividad es un potente recordatorio de que hay otras explicaciones posibles para el cáncer. La principal «explicación alternativa» es que tal vez la teoría del oncogén, que es la base de la industria biotecnológica, está equivocada. O, para ser más justos, tal vez la terapia de base oncogénica parte, en el mejor de los casos, de una comprensión superficial de la biología del cáncer. ¿Y si resulta que el cáncer no es, principalmente, una enfermedad genética? ¿Y si los cientos, incluso miles, de mutaciones somáticas que se han encontrado hasta el momento asociadas con las células cancerosas no son la *causa* del cáncer, sino un *síntoma* de unos procesos subyacentes que han conducido a la degeneración del entorno celular? En caso de ser esto así, ¿qué sucesos llevan a una célula sana a convertirse en una célula cancerosa, y dónde se «ubican» estos sucesos? ¿Existe un mecanismo identificable que pueda hacer que las anomalías celulares desemboquen en un incremento de las mutaciones somáticas?

CAPÍTULO DOS

La «ubicación» del cáncer

La cuestión de si nos hemos equivocado al concebir el origen del cáncer en el núcleo de la célula es en realidad sorprendentemente fácil de dilucidar desde el punto de vista científico, pues ha sido resuelta, en gran parte, en el transcurso de un siglo aproximadamente, primero con el trabajo del doctor Otto Warburg y más recientemente con el trabajo del doctor Thomas Seyfried. El orgánulo que es más importante comprender en relación con la etiología del cáncer no es el núcleo, sino que son las mitocondrias. La célula, como cualquier sistema de la naturaleza, necesita energía para ejecutar cualquier proceso. Las mitocondrias son las fábricas de energía de la célula que alimentan estos procesos. Se cree que se originaron a partir de bacterias primitivas que se fusionaron hace eones con las células en desarrollo de los futuros mamíferos a través de la simbiogénesis. En las mitocondrias tiene lugar la fosforilación oxidativa, que es el proceso que utilizan nuestras células para producir la energía necesaria para llevar a cabo todas sus funciones.

El objetivo del proceso de la fosforilación oxidativa es la generación de adenosin trifosfato (ATP), la «molécula de la energía» utilizada por la célula para alimentar todos los demás procesos celulares. La fosforilación oxidativa genera treinta y seis moléculas de ATP por cada molécula de glucosa disponible. Explicado de forma sintética, nuestras células utilizan glucosa para producir energía a través de un proceso bioquímico que tiene lugar en nuestras mitocondrias, pero también tenemos una segunda forma de generar energía, la glucólisis (esencialmente, un proceso de fermentación), la cual es crucial para comprender la génesis del cáncer. La vía glucolítica es utilizada por organismos primitivos como la levadura para generar energía, y las células de los mamíferos la adoptarán en lugar de la fosforilación oxidativa cuando no haya suficiente oxígeno para que esta pueda producirse, o cuando la vía de la fosforilación oxidativa presente algún defecto.

La vía glucolítica es mucho menos eficiente que la otra a la hora de producir moléculas de ATP. De hecho, la glucólisis genera solo dos moléculas de ATP por cada molécula de glucosa, a diferencia de las treinta y seis que se generan a través de la fosforilación oxidativa. Además, la glucólisis no descompone completamente la glucosa en agua y dióxido de carbono (CO_2), como sí hace la fosforilación oxidativa; y la vía glucolítica genera productos secundarios tóxicos, como alcohol y ácido láctico. Si bien esto es bueno para la producción de vino y cerveza, no lo es para nuestras células. Este proceso se conoce como *efecto Warburg* debido al médico, fisiólogo y premio Nobel Otto Warburg, que lo describió por primera vez en 1924.

Cuando explico a mis pacientes que la fosforilación oxidativa tiene lugar en las mitocondrias y genera treinta y seis unidades de ATP por molécula de glucosa frente a la vía glucolítica, que tiene lugar en el citoplasma y solo genera dos, les digo que esto es similar a tener un trabajo en el que te paguen treinta y seis dólares la hora hasta que tu jefe de pronto te dice que, debido a ciertos cambios implantados en la empresa, tu nuevo salario pasa a ser de dos dólares la hora. A menos que te vayas y busques un nuevo empleo, tu única opción es trabajar dieciocho veces más duro para obtener los mismos ingresos. Para la mayoría de las personas, esto no sería posible, y tampoco lo es para nuestras células. Cuando se encuentran con que dependen de la glucólisis para satisfacer sus necesidades energéticas, deben afrontar un déficit crónico que se agrava rápidamente. Sencillamente, no pueden aguantar el ritmo.

En el caso de la mayoría de las células, aproximadamente el 40 % de la energía que generan va destinada a la mitosis. Otro 40 % va destinada a mantener el equilibrio electrolítico adecuado, en particular el equilibrio entre el sodio y el potasio en el interior y el exterior de la célula. La división celular y la distribución de los iones a lo largo y ancho de la membrana celular son funciones fundamentales en la vida de la célula. Una célula que no se divida está destinada a morir. Y una célula que no pueda mantener el gradiente iónico adecuado en su membrana perderá su carga y no podrá integrarse en el tejido y el órgano a los que pertenece. Una célula que padezca un déficit energético es análoga a un propietario cuya hipoteca sea de treinta mil dólares mensuales y perciba un sueldo de mil quinientos dólares al mes. La catástrofe está servida.

Esto explica por qué la tomografía por emisión de positrones (TEP) es tan eficaz para diagnosticar el cáncer. En esta prueba, se inyecta glucosa radiactiva al paciente. Dado que las células cancerosas están famélicas desde el punto de vista energético y necesitan acceder a dieciocho veces más glucosa que una célula normal, aproximadamente, para generar la misma cantidad de energía, regulan al alza todos los mecanismos disponibles con esta finalidad. Naturalmente, nunca logran obtener dieciocho veces la cantidad habitual, pero sí aumentan su consumo de glucosa lo suficiente como para aparecer iluminadas en la tomografía. Las células que absorben esta cantidad excesiva de glucosa son las cancerosas. Usamos de forma rutinaria esta herramienta de diagnóstico para que nos ayude a detectar acumulaciones de células cancerosas en varios sitios del cuerpo. Esto debería despejar cualquier duda en cuanto a que la generación de energía es uno de los aspectos más característicos del proceso del cáncer.

El doctor Thomas Seyfried, investigador del cáncer y profesor de Biología en el Boston College, ha realizado el trabajo reciente más importante al dejar claro que el cáncer es, ante todo, una enfermedad metabólica, y no una enfermedad genética derivada de anomalías presentes en el núcleo y el ADN. En su trascendental libro *Cancer as a Metabolic Disease* [El cáncer como enfermedad metabólica], el doctor Seyfried describe años de experimentos en que los investigadores trasplantaron núcleos de células sanas y cancerosas al citoplasma de células sanas y cancerosas. Y se encontraron sistemáticamente con que si se trasplanta el núcleo (el lugar donde se encuentra el ADN y, en caso de cáncer, el ADN mutado) de células sanas al citoplasma de células sanas, se obtiene una progenie de células sanas. Como era de esperar, también se encontraron con que si se trasplanta el núcleo de células cancerosas (que contiene las mutaciones somáticas que nos dicen que causan el cáncer) al citoplasma de células cancerosas, se obtiene una progenie cancerosa.

Y ahora viene lo interesante: cuando los investigadores trasplantaron núcleos de células cancerosas a células que tenían el citoplasma sano, la progenie resultante fueron células sanas, sin signos de cáncer. Cuando hicieron lo contrario y trasplantaron el núcleo sano de células no cancerosas al citoplasma de células cancerosas, la progenie resultante fueron células cancerosas.[1] Curiosamente, los investigadores especularon sobre los posibles mecanismos que permitieron al citoplasma «curar» las mutaciones presentes en los núcleos cancerosos. Es decir, no parecieron considerar la posibilidad de que las mutaciones somáticas no fuesen el origen del cáncer. Este ejemplo muestra lo fuerte que es el paradigma genético: determina lo que somos capaces de ver y cómo interpretamos los hechos.

Si aceptamos que estos son los eventos cruciales que subyacen al desarrollo del cáncer, el siguiente paso es determinar si podemos descubrir un enfoque eficaz para privar a las células cancerosas de la glucosa sin que esta deje de alimentar a las células normales. Esto ayudaría a reequilibrar la dinámica energética que se encuentra en el origen del cáncer. Generalmente, esto implica explorar la dieta cetogénica y varios medicamentos y suplementos que afectan a la glucosa en sangre o que interfieren en la capacidad de las células cancerosas de absorber las enormes cantidades de glucosa que requieren.

La base de estas intervenciones es que, debido a la extraordinaria necesidad de glucosa que tienen las células cancerosas, se ven obligadas a renunciar a la flexibilidad metabólica y ponen todos sus huevos en la cesta de la glucólisis, por así decirlo. Las células sanas, que tienen mucha menos necesidad de glucosa, no tienen que hacer esto y, por lo tanto, conservan la capacidad de usar las grasas y proteínas como fuentes de combustible. La dieta cetogénica prescinde de los carbohidratos, y por tanto de la glucosa. Cuando la dieta cetogénica se usa como intervención para el cáncer, la teoría es que las células cancerosas morirán de hambre, mientras que las células sanas utilizarán las grasas, presentes en abundancia, como combustible. Aunque este enfoque parece prometedor y, de hecho, está comenzando a mostrar signos de que es útil a muchos pacientes con cáncer, no está exento de inconvenientes tanto en la teoría como en la práctica.

El principal inconveniente, señalado por Seyfried, es que por más escasa que sea la cantidad de carbohidratos, o incluso de comida, que se ingiera, e incluso si los pacientes ayunan totalmente y solo toman agua durante días, los mecanismos que actúan en el cuerpo para regular el azúcar en sangre evitan que la glucosa sanguínea descienda a los niveles que serían eficaces para matar las células cancerosas. Esta es la razón por la cual el doctor Seyfried insiste en que necesitamos usar medicamentos o remedios destinados a reducir el azúcar en sangre para mejorar los efectos del ayuno y la dieta cetogénica. Desafortunadamente, no existe ningún fármaco de estas características que sea seguro o fiable.

Estoy totalmente de acuerdo con el enfoque alimentario y médico basado en sacar partido a la inflexibilidad metabólica de las células cancerosas, y creo que deberían realizarse más investigaciones en este ámbito tan importante, pero también creo que necesitamos ahondar en la comprensión que tenemos de lo que ocurre en el citoplasma. Ahora que hemos localizado el proceso del cáncer en el citoplasma y hemos identificado que el problema que surge en él tiene que ver con las necesidades energéticas de la célula y con la forma en que esta satisface dichas necesidades, el siguiente paso que debemos dar consiste en profundizar en la naturaleza del citoplasma para ver si también podemos comprender la naturaleza de la curación y el bienestar en los pacientes con cáncer. En este punto comenzamos a alejarnos aún más del «espacio iluminado por la luz de la farola» y empezamos a pensar de manera muy diferente sobre la naturaleza de la salud y la enfermedad, sobre lo que sabemos de biología y sobre la naturaleza de la vida.

En la escuela nos enseñan, erróneamente, que la materia solo puede existir en uno de tres «estados»: el sólido, el líquido y el gaseoso. Por ejemplo, el cobre puede existir como cobre sólido (a menudo mezclado con otros elementos), como cobre fundido o líquido o, cuando se expone a un calor extremo, como cobre gaseoso. No hay otro estado posible; cuando se pasa del uno al otro, no hay pasos intermedios. La transformación tiene lugar principalmente bajo la influencia del calor, pero factores como la presión también pueden desempeñar un papel.

Si aplicamos este concepto al agua, podemos concluir que solo puede existir como hielo (en estado sólido), agua (en estado líquido) o vapor (en estado gaseoso). A todos nos enseñaron esto en la clase de Ciencias de primaria. El problema, como en el caso de tantas «verdades» del ámbito de la ciencia (y, francamente, de nuestra cultura en general), es que este planteamiento no resiste ni siquiera un examen superficial. Todos hemos visto y probablemente comido postres o dulces de gelatina, cuyo contenido en agua es superior al 90 %, pero está claro que esa agua no se encuentra en ninguno de los tres estados mencionados. De hecho, el estado de la materia que adopta una sustancia no es un concepto vago; se puede demostrar claramente con aparatos que miden el ángulo de enlace entre las moléculas individuales. El hielo presenta un ángulo de enlace específico entre cada molécula, el agua tiene un ángulo de enlace diferente y, en el caso del vapor, las moléculas están más bien desconectadas entre sí. El gel que constituye la gelatina de postre no tiene ninguno de estos ángulos de enlace, sino un ángulo de enlace intermedio, que es característico del estado de gel. El doctor Gerald Pollack, en su trascendental libro *The Fourth Phase of Water* [La cuarta fase del agua], describe en detalle la formación y las características de esta cuarta fase. Es incuestionable que este estado existe; el problema es que no se ha reconocido la importancia que tiene para todo el campo de la biología.

Según tengo entendido, el agua es la única «sustancia» que puede existir en este cuarto estado. Esta cuarta fase del agua, también llamada *agua estructurada*, constituye la base de la vida biológica.

Comencé a cuestionar el dogma de los tres estados de la materia cuando empecé a trabajar como médico de urgencias. A los médicos, por supuesto, nos habían enseñado que cada célula contiene un 70 % de agua aproximadamente. Esto era fácil de demostrar, y después no volvíamos a oír hablar del agua. Es decir, después de esta mención superficial, el papel y el estado del agua eran completamente ignorados, y los estudiantes nos limitábamos a suponer que el agua contenida en el cuerpo humano se encontraba en estado líquido. Ahora bien, en Urgencias vi a cientos de personas con lesiones traumáticas (heridas de bala, apuñalamientos y otras heridas terribles), pero nunca vi que saliese agua de un paciente herido ni un charco de agua en el suelo a su lado. ¿Dónde estaba el agua? En la sangre, sí, pero me habían estado diciendo durante años que un ser humano es básicamente una bolsa de agua con cosas disueltas en ella, aunque está claro que no hay agua en ninguna célula del cuerpo humano.

Al leer, años más tarde, el trabajo del doctor Pollack y el del fisiólogo y bioquímico celular Gilbert Ling, hallé la respuesta a este misterio. Toda el «agua» de nuestras células está en la cuarta fase, es decir, está estructurada. Y como ocurre con la gelatina, se pueden practicar agujeros en ella o se puede aplastar y nunca veremos salir «agua» a chorros, porque el agua se mantiene unida en una matriz de gel. La gelatina de postre se forma a través de la interacción entre una superficie hidrófila (en este caso, proteínas de gelatina), agua y una fuente de calor. El papel del calor en la producción de la gelatina de postre es desplegar las proteínas para que puedan unirse a las moléculas de agua. Sin el concurso del calor, las proteínas permanecen bien plegadas, no pueden unirse al agua y no se forma el gel. Al enfriarse la mezcla, se obtiene la textura gelatinosa característica. Ocurre algo similar con el agua que hay en el interior de nuestras células. Se añade proteína a una base de agua (hay algunos indicios de que esta proteína es la actina, una de las principales proteínas estructurales del cuerpo), y juntas conforman el gel característico del cuarto estado.

¿Y qué hay del calor? Obviamente, no se puede aplicar un calor directo a este sistema para desplegar las proteínas.

Lo que Ling descubrió es que el ATP, la llamada *molécula de la energía*, no produce energía en realidad, sino que cumple la función del calor en los sistemas biológicos. Específicamente, el ATP se une al extremo de las proteínas estructurales intracelulares y las despliega, lo que les permite unirse con el agua celular para formar el gel. Sin esta molécula no se forma el gel, y la célula no puede llevar a cabo sus funciones. Este papel vital pero incomprendido del ATP en los sistemas biológicos será crucial para nuestra comprensión del proceso del cáncer.

La integridad del gel intracelular tiene un papel en todas las funciones importantes que realiza la célula. Es el fundamento de la vida misma y la manifestación o encarnación de lo que llamaré la *fuerza vital del organismo*. Por ejemplo, cuando se conforma adecuadamente como una «estructura» clara y cristalina en que los ángulos de enlace son los correctos, la malla intracelular, debido a su tamaño específico, se une inherentemente al potasio dentro de la célula y excluye el sodio. Como expliqué en mi libro de 2018 *Vaccines, Autoimmunity, and the Changing Nature of Childhood Illness* [Vacunas, autoinmunidad y la naturaleza cambiante de las enfermedades infantiles], esta es la verdadera bomba sodio-potasio, y no la bomba casi irrelevante que existe en la membrana celular. La naturaleza se ha organizado tan bien que el gel en sí, sin que sea necesario un aporte energético, crea y apoya esta importante distribución según la cual el potasio queda alojado dentro de la célula y el sodio fuera. La consecuencia es que la célula está cargada, puede «trabajar» y, como lleva un «halo» cargado en la parte exterior, es capaz de mantener una buena orientación en el espacio respecto a las otras células. Sin un gradiente de sodio-potasio saludable, la célula pierde su carga y, como ocurre con una batería descargada, «muere». Una célula muerta pierde su «halo», se agrupa con otras células y juntas conforman el tumor característico que es uno de los sellos distintivos del cáncer.

Otra función del gel intracelular es proporcionar orientación espacial a las estructuras proteínicas o del ADN de nuestras células. En otras palabras: las proteínas y el ADN están operativos porque adoptan una determinada forma tridimensional, funcional, dentro de la célula. Esta forma es el resultado directo de la interacción de la célula con el agua. Por ejemplo, a través del Proyecto Genoma Humano, supimos que el ADN contiene unos treinta mil genes funcionales. Como lugares en los que el ADN se expresa activamente, los genes son las unidades que codifican las proteínas individuales. Antes se pensaba que cada gen codificaba una sola proteína, pero después se descubrió que hay al menos doscientas mil proteínas en nuestras células. La pregunta que surgió fue cómo podían treinta mil genes codificar doscientas mil proteínas. Para ilustrar la respuesta, me referiré al juego de palabras cruzadas Scrabble. Un gen es como las letras S, E y A. Esta combinación de letras permite formar la palabra (o proteína) *sea*. Pero también permite formar las palabras *esa* o *ase*, según la «conciencia» del jugador. Actualmente sabemos que hay proteínas de corte y empalme que determinan el orden de las letras en nuestros genes, pero el factor determinante en cuanto a cómo se expresará un gen radica en el gel estructurado dentro del cual reside el ADN, no en el ADN mismo. Dicho de otro modo, la estructura de gel del agua es la conciencia del jugador en el juego Scrabble. Esto significa que la expresión de nuestro ADN, que constituye el gran centro de atención para la oncología moderna, deriva del hecho de que la estructura de gel de la célula está bien formada y funciona adecuadamente.

La «razón» por la que la naturaleza eligió el agua para desempeñar este papel fundamental en nuestra biología es que el agua estructurada tiene dos propiedades únicas y fundamentales. La primera es que tiene infinitos puntos de unión, y la segunda es que cuando algo se une con esta estructura de gel cristalina intracelular se pueden producir efectos instantáneos en toda la célula. Para ilustrarlo con una analogía, piensa en una persiana veneciana, que puede encontrarse en dos estados: abierta (en cuyo caso deja entrar la luz) o cerrada (en cuyo caso no permite que la luz entre y la habitación está a oscuras). Basta con girar una varilla o tirar de una cuerda para que el conjunto de la persiana cambie de estado. El gel intracelular se une a hormonas, sustancias químicas, emociones, pensamientos, etc.; cada uno de estos elementos provoca cambios sutiles en su configuración, lo cual se traduce en una acción específica por parte de la célula. Por ejemplo, si se introduce estrógeno en la célula, este se une con el gel intracelular y lo cambia sutilmente; esto hace que el ADN se despliegue de una manera que facilita la expresión de la parte del ADN que codifica las proteínas que generan el tejido mamario. De esta manera, la exposición al estrógeno da lugar al efecto deseado por la célula. Los humanos interactúan con una cantidad infinita de estímulos y reciben su impacto. Nuestro gel intracelular hace que seamos capaces de aceptar estos estímulos y traducirlos en acción. Esto es así ya sea que estemos hablando de reacciones químicas o de profundos impulsos espirituales. Nada se traduce en acción sin afectar a nuestro gel intracelular.

Comprender esto nos permite formular una definición operativa de la salud y la enfermedad. La salud es el estado en que el gel intracelular está perfecto. La enfermedad es el estado en que este gel está deteriorado. No es de extrañar que la buena comida, el agua saludable, el sol, la interacción con la Tierra, el amor y la aceptación, todo lo cual hace que el gel intracelular esté más cohesionado y saludable, mejore nuestra salud. En cambio, la interacción con el glifosato, los campos electromagnéticos y las sustancias químicas tóxicas deteriora nuestro gel y nos hace enfermar. Este libro constituye fundamentalmente una exploración de diversas afectaciones que puede recibir el gel intracelular con la capacidad o bien de originar o bien de resolver el estado de enfermedad llamado cáncer.

Mi formación médica fue inusual, algo que agradezco hoy, décadas después. Una de las cosas que aprendí fue que para ser médico antroposófico no basta con saber de biología y medicina; hay que tener una comprensión mucho más amplia de la vida y el mundo. Mi mentor, el doctor Otto Wolff, decía que un médico antroposófico tiene que saberlo todo. Esto no es posible, por supuesto, pero el doctor Wolff no paraba de sorprenderme: parecía que conocía cada estrella, cada planta, cada mineral, cada ruta bioquímica, cada cuadro importante, cada composición musical significativa (y podía tocar muchas de ellas con el violín o el piano), y hablaba al menos diez idiomas con fluidez, incluidas algunas lenguas antiguas, lo que le permitía leer obras esotéricas en su idioma original. Johann Wolfgang von Goethe, que según Rudolf Steiner fue el verdadero fundador de la antroposofía, consideraba que uno de sus principales logros fue la propuesta de una forma de ver el mundo que, de seguirse, podía conducir a unos hallazgos increíbles. Goethe explicó que su método, conocido como *observación goetheanística*, es una técnica que nos permite «leer» el libro de la naturaleza. En esencia, consiste en dejar que los fenómenos hablen por sí mismos interfiriendo lo mínimo posible en nuestros prejuicios e interpretaciones en cuanto observadores.

Los científicos modernos tienden a estudiar la naturaleza de la manera opuesta, aunque propugnen la objetividad. Si queremos saber acerca de la planta llamada diente de león, comenzamos poniéndole un nombre, indicando a qué familia de plantas pertenece y, luego, describimos los detalles que creemos que son relevantes para entenderla. Decimos que es una planta perenne que contiene una determinada cantidad de potasio y una determinada cantidad de nitrógeno, y que se reproduce de cierta manera. Al final de nuestro estudio tal vez conozcamos muchos detalles sobre la planta, incluso quizá sabremos cómo cultivarla o deshacernos de ella, pero no conoceremos realmente la planta. Es difícil describir la esencia de cualquier cosa, pero para practicar la observación goetheanística debemos acercarnos al diente de león con la menor cantidad de ideas preconcebidas posible y, a continuación, experimentar su naturaleza cambiante con el paso del tiempo.

En el caso del diente de león primero vemos una planta anodina y de bajo crecimiento que, a mí al menos, no me suscita ninguna reacción. En este punto de la vida de la planta, no encuentro nada que me interese sobre ella. Hasta que, aparentemente de la nada, surge un tallo con una atractiva flor amarilla brillante. No diría que es hermosa, como en el caso de otras flores, sino solamente atractiva. Los niños, en particular, parecen verse atraídos por las flores de diente de león, y muchas veces las sacan de sus gruesos tallos en el contexto de algún juego. Posteriormente la flor del diente de león desaparece, casi de la noche a la mañana, y deja una bola de semillas que parece una especie de armazón o andamiaje de flores. No conozco la flor de ninguna otra planta que deje una estructura tan intacta en su lugar. Estos «armazones florales» también son atractivos; recuerdo los días de primavera de mi infancia en que los agarraba y los soplaba. No puedo decir por qué hacía eso; parecía que era lo que se tenía que hacer con una flor de diente de león. Todo el mundo lo hacía.

Estos comportamientos de la infancia son observación goetheanística; se interactúa con distintos componentes de la naturaleza y se va desarrollando una relación personal con ellos que va construyendo una experiencia. Solo cuando se ha forjado esta conexión íntima es posible llevar estas experiencias al ámbito del pensamiento para tratar de comprender por qué el diente de león, siguiendo con el ejemplo, ha «elegido» vivir tal como lo hace. Entonces empezamos a entender la esencia de la planta. Y diría que solo cuando llegamos a este punto podemos entender y usar la planta con fines curativos. Hasta ese momento, solo contamos con un conocimiento intelectual, con una comprensión superficial basada en cómo nombramos y clasificamos las cosas, pero no con una gran comprensión del sujeto en sí. Por eso, la mayoría de los niños saben más sobre el diente de león que la mayoría de los científicos.

Esta comprensión superficial nos lleva a usar las plantas medicinales como usamos los fármacos. Por ejemplo, en lugar de usar una aspirina para diluir la sangre de una persona que esté en riesgo de sufrir un accidente cerebrovascular, puede ser que usemos un extracto de hojas de *ginkgo* debido al efecto anticoagulante de los ginkgólidos. Sin embargo, un médico con mentalidad goetheanística verá en su consulta, por ejemplo, que esa persona está lidiando con los estragos del envejecimiento. Al buscar en la naturaleza un agente curativo para ese individuo que está en riesgo de sufrir uno de los muchos efectos del envejecimiento, tal vez contemple el árbol *ginkgo* como un ser que ha «aprendido» a superar el proceso de envejecimiento, en la medida en que esto es posible. Como médico, podrá «unir» a esa persona que padece un envejecimiento prematuro con las hojas del *ginkgo*, que es quizá la planta más longeva del mundo. Se logra una completitud de la que cabe esperar que el paciente experimente alivio.

Si aplicamos estos principios goetheanísticos al estudio del cáncer y abordamos el problema con la menor cantidad de preconceptos posible, podemos observar que todas las células cancerosas tienen dos propiedades. La primera propiedad observable es que el tumor (que se da en los cánceres sólidos, que son la gran mayoría) no es igual, al tacto, que el tejido circundante. El cáncer se percibe demasiado denso, demasiado duro; la impresión es muy diferente de la sensación normal, más suave, que transmite el tejido que hay alrededor. ¿A qué se debe esta densidad anormal de la masa cancerosa? Normalmente, las células que conforman cualquiera de los tejidos corporales adoptan una orientación espacial con respecto a las demás para mantener una distancia adecuada entre sí. Al ser apropiado el espacio de separación, el conjunto de células constituyen un órgano que presenta una densidad característica y saludable.

El espacio que hay entre las células depende de la carga generada alrededor de ellas. Y la característica de esta carga depende a su vez de cómo estén distribuidos el sodio (Na) y el potasio (K) en la membrana celular. Cuando se excluye el Na de la célula y se acumula el K en su interior, la célula genera un halo de cargas negativas a su alrededor, lo que da lugar a la orientación espacial normal que vemos en el tejido cuando esa célula está en contacto con otras células que tienen una carga negativa similar. La separación del Na y el K fuera y dentro de la célula, aunque generalmente se cree que obedece a la acción de la bomba sodio-potasio (Na^+/K^+) incrustada en la membrana celular, es en realidad el resultado de ciertas propiedades del agua.[2]

Puesto que las células cancerosas se encuentran en un estado de déficit energético crónico, no pueden excluir el Na y acumular el K como deberían, lo cual hace que la carga que rodea la célula sea débil o no exista en absoluto. Las células que tienen una carga débil o que no tienen carga se agrupan, lo cual conduce a la densidad característica de los tumores cancerosos. La sensación rocosa se debe a la mayor densidad de las células cancerosas, ya que carecen de la carga que debería rodearlas y, por lo tanto, no pueden adoptar su orientación normal. Más adelante veremos que el doctor Max Gerson desarrolló una terapia eficaz contra el cáncer a partir de la idea de que restaurar la carga saludable alrededor de la célula es la clave para abordar el problema del cáncer. También veremos que cuando comprendamos más claramente cuál es el papel del agua en la producción del gradiente de sodio-potasio (Na^+/K^+) veremos con claridad cómo podemos reparar este defecto de la célula cancerosa.

La segunda propiedad observable de las células cancerosas es que, a diferencia de las normales, tienen una cantidad anormal de cromosomas. El número de cromosomas que hay en cada célula es uno de los aspectos más definitorios de una especie dada. Los humanos tenemos cuarenta y seis cromosomas: veintidós pares de cromosomas somáticos y un par que determina el sexo; si el par de cromosomas es XX, el sexo es femenino, y si el par está compuesto por un cromosoma X y un cromosoma Y, el sexo es masculino. Las moscas de la fruta tienen cuatro cromosomas, los perros tienen treinta y nueve y las plantas de arroz tienen doce. Pues bien, la célula cancerosa se identifica como tal debido a que contiene un número anormal de cromosomas. Se dice que es una célula *aneuploide*, a diferencia de la célula normal, que es *diploide*. Todas las células cancerosas presentan esta anormalidad. Esto es muy fácil de observar por cualquiera que tenga acceso a células cancerosas y un microscopio.

Si la cantidad de cromosomas define a la especie, esta anormalidad indica, de alguna manera, que las células cancerosas no son propiamente humanas. Las células sanas muestran el impulso de encajar en la organización general del organismo. Las células cancerosas no tienen este impulso. Al constituir una especie en sí mismas, intentan crear su propio organismo independiente, sin tener en cuenta la salud del conjunto. Esta es una de las razones por las que el cáncer representa una amenaza tan grande para el cuerpo.

¿Cómo se forman estas células aneuploides? ¿Qué es lo que conduce a su génesis? Si volvemos a fijarnos en la dinámica energética de la célula, vemos que dedica hasta el 40 % de su energía a la división celular o mitosis. Las células cancerosas están muy faltas de energía, lo que las lleva a cometer errores, incluso grandes errores, a la hora de dividirse. Algunas veces los cromosomas no se separan adecuadamente, otras veces el huso que «arrastra» la mitad de los cromosomas a un lado y la mitad al otro lado no funciona bien, y hay muchas otras posibilidades de error.

Además, durante el proceso de la división celular, los genes, que están en los cromosomas, se encuentran expuestos a influencias mutagénicas externas (por ejemplo, sustancias químicas, radiaciones, bajos niveles de nutrientes, el glifosato) que conducen a las abundantes mutaciones observadas en las células cancerosas. La conclusión es que la dinámica energética de las células cancerosas nos muestra cómo estas se convierten en células aneuploides y por qué experimentan muchas más mutaciones somáticas que las células sanas. Bajo esta luz, el proceso del cáncer puede empezar a revelarse.

Si tenemos unas células que carecen de la orientación espacial adecuada pero son diploides (tienen una cantidad normal de cromosomas), estamos ante un tumor benigno o un quiste. En cambio, si se generan unas células aneuploides que no pueden mantener las relaciones espaciales adecuadas con las otras células, tenemos un tumor maligno. La enfermedad clínica que llamamos cáncer se produce cuando estos dos defectos aparecen combinados, es decir, cuando pasa a haber células aneuploides que no pueden mantener una orientación espacial adecuada.

En caso de que sea cierto que el proceso del cáncer está impulsado por factores metabólicos más que genéticos, y si es cierto, además, que el cáncer deriva del hecho de que el agua intracelular tiene la estructura distorsionada, necesitamos una comprensión radicalmente nueva de los aspectos biológicos para abordarlo correctamente. Resolver el enigma del cáncer no solo es importante porque es una enfermedad que afecta dramáticamente a la vida de muchas personas y familias; también es importante porque comprender el cáncer puede llevarnos a una comprensión más profunda de la biología (el estudio de la vida), y esto tiene implicaciones para todas las enfermedades, todos los organismos y todos los ecosistemas. Nuestro modelo actual está fallando porque no ofrece una respuesta significativa a esta pregunta a la vez tan simple y profunda: ¿qué es la vida? Si no comprendemos esto, tampoco podremos entender o tratar adecuadamente el cáncer. Al cáncer no le importa si es más fácil estudiar los oncogenes y las mutaciones somáticas si la verdadera causa del desequilibrio no se encuentra ahí. Si hemos perdido nuestras llaves entre los arbustos, no importa la poca luz que haya en esa zona o cuántas espinas haya en esos arbustos: es ahí donde tenemos que mirar.

CAPÍTULO TRES

¿Qué es la vida?

Cuando digo que debemos comenzar a comprender mejor qué es la vida, puede parecer que estoy proponiendo una tarea ingente, prácticamente imposible de llevar a cabo. Opino, sin embargo, que sabemos lo suficiente como para tener un impacto positivo significativo en la vida de quienes están lidiando con el cáncer. Cuando tengo esta conversación con mis pacientes, a menudo empiezo pidiéndoles que imaginen una zanahoria sobre una tabla de cortar. Les digo que intenten imaginar de qué está hecha esa zanahoria. Tiene agua, fibra, vitaminas y muchas otras sustancias químicas. Después les pido que aún vayan más a lo profundo y me digan de qué están hechas todas esas sustancias. La respuesta, por supuesto, es que varios átomos se han dispuesto formando las moléculas que conforman los distintos componentes de la zanahoria. Ahora, imagina que todos esos átomos, incluidos los que constituían el agua, han perdido la conexión que tenían entre sí, de modo que lo que tenemos es una cierta cantidad de átomos desvinculados, los que antes conformaban la zanahoria. Es decir, tenemos (las cifras que voy a dar son puramente hipotéticas; me las invento para desarrollar el ejemplo) tres billones de átomos de hidrógeno, un millón y medio de átomos de oxígeno, dos billones de átomos de carbono, medio billón de átomos de azufre, etc. Cualquier químico (o cualquier oncólogo) te diría que la sustancia que constituye una zanahoria es la totalidad de la zanahoria.

Ahora imagina que llamas a la empresa local de suministros de productos químicos y encargas que te manden a casa la misma cantidad de átomos constitutivos de una zanahoria, en las mismas proporciones. Abres la caja y viertes el contenido sobre tu tabla de cortar. ¿Es eso una zanahoria? Ese montón de átomos son, claramente, los necesarios para conformar la sustancia constitutiva de una zanahoria. La ciencia moderna nos dice que la sustancia es todo lo que existe, por lo que si toda la sustancia está ahí, eso debería ser una zanahoria. Ahora bien, ¿tiene eso el mismo sabor que una zanahoria, el mismo olor, el mismo carácter nutritivo? Si hicieses el mismo análisis con una remolacha y obtuvieses unas cantidades y proporciones ligeramente diferentes que en el caso de la zanahoria, ¿la única diferencia entre la zanahoria y la remolacha serían esas divergencias en cuanto a sus elementos constitutivos?

Supongo que la mayoría de las personas que están leyendo esto están bastante seguras de que el montón de átomos que constituyen la sustancia de una zanahoria no es lo mismo que una zanahoria. De hecho, me aventuraría a decir que la mayoría de las personas que están leyendo esto estarían de acuerdo con la consideración de que al montón de átomos le falta lo que hace que una zanahoria sea una zanahoria (una raíz digna de nuestra atención y cuidado por el hecho de ser un elemento vegetal distinto de todos los demás, reconocible y valioso para nosotros). Por último, me atrevería a decir que la mayoría de las personas que están leyendo esto estarían de acuerdo en que la diferencia entre una zanahoria y una remolacha no se encuentra en sus distintas cantidades o proporciones de átomos. No lo sé, por supuesto, pero sospecho que esto es así.

No estoy afirmando que la sustancia que conforma una zanahoria, o una célula humana, sea irrelevante. Sea lo que sea eso a lo que llamamos zanahoria, es capaz de absorber más azufre del suelo que eso a lo que llamamos remolacha. Sin embargo, también sé que eso que hace que una zanahoria sea una zanahoria, que una remolacha sea una remolacha, o que cualquier organismo vivo sea ese organismo vivo en particular, no son sus elementos químicos constitutivos. Las zanahorias, las remolachas y las células, incluidas las cancerosas, son seres vivos, y la naturaleza distintiva de cada uno de estos seres vivos se encuentra en algún lugar que está más allá de la materia física. Esta naturaleza que no es física, sea lo que sea, es lo que llamamos *vida*. En ella reside la acción, y es la clave para comprender la biología y también la salud, la enfermedad y el cáncer en particular.

La ciencia no tiene una buena definición de la vida, no tiene una concepción de la vida, y se opone francamente a cualquiera que piense que la pregunta «¿qué es la vida?» debería ser la primera y más importante. La ciencia cree en la sustancia, en la materia, en el mundo material, a pesar de que no tenemos una verdadera idea acerca de cómo la materia se transforma en una zanahoria, un ser humano, un elefante o una célula cancerosa. A pesar de nuestros intentos, no hemos avanzado en la comprensión de cómo surge la conciencia de un conjunto de átomos.

De todos modos, hay algunas cuestiones de la vida que destacan y son muy claras. La primera es que para que haya vida debe haber agua. Ninguna vida ha surgido, ni surgirá, de un entorno completamente seco. Por lo tanto, a la hora de descomponer nuestra zanahoria en sus átomos constituyentes, la primera molécula que debemos romper es la del agua. Donde haya agua, también habrá vida. Esto es significativo.

La segunda cuestión que está clara acerca de la vida es que el agua aporta una cierta forma al conjunto de átomos. Hay muchas diferencias entre la zanahoria y el montón de átomos, pero la más notable es que la zanahoria tiene una forma. La remolacha tiene una forma diferente y tu hígado tiene otra, distinta de la de tu ojo. Esto también es significativo.

La tercera cuestión es que esta combinación de agua y forma da lugar a unas cualidades únicas. Estas cualidades tienen que ver con las moléculas constitutivas. Por ejemplo, la industria del perfume se basa en el conocimiento de que ciertas moléculas evocan ciertas cualidades olfativas. La industria alimentaria se basa en el conocimiento de que algunas moléculas evocan determinadas cualidades gustativas. En la zanahoria, estas moléculas características se encuentran en sus células y tejidos. Estas células y tejidos son el producto de esta conformación, o impulso vital, en el nivel molecular. Las cualidades, por lo tanto, se encuentran entre las propiedades de lo que sea que dé lugar a la vida. Es decir, las cualidades del sabor, el olfato, la textura y los nutrientes forman parte de la sustancia que llamamos zanahoria, que es singular, reconocible y valiosa para nosotros.

Cuando prescindimos del componente no material a la hora de estudiar a los seres vivos, en realidad estamos excluyendo precisamente lo que hace que cada uno sea singular, reconocible y valioso dentro del conjunto de todos los seres vivos. La ciencia y la medicina, tal como se practican actualmente en la mayor parte de Estados Unidos, y cada vez más en todo el mundo, tratan de comprender la salud y la enfermedad pasando por alto la consideración más importante: qué es la vida. Este es un descuido incomprensible que convierte la tarea en imposible. Si alguna vez hemos de entender la salud y la enfermedad, creo que debemos hacer que esta pregunta vuelva a ocupar su legítimo lugar como concepto central de un sistema médico efectivo. Pienso que esto abrirá nuevos caminos y perspectivas en nuestra búsqueda del origen del cáncer y de terapias que puedan abordarlo de manera segura y efectiva. Las explicaciones habituales, incluido el enfoque metabólico, son solo una parte de la historia. Y como solo conocemos parte de esta historia, los aspectos que conducen a la curación son poco conocidos. Entonces, tenemos que empezar a hacernos preguntas diferentes, *muy* diferentes, en la práctica y el estudio de la medicina.

A lo largo de los años, por ejemplo, varios estudiantes de Medicina y jóvenes médicos me han acompañado en mi consulta. La mayoría estaban interesados en aprender sobre la medicina antroposófica en particular o la medicina holística en general. Hace años, cuando vivía y pasaba consulta en New Hampshire, el hijo de un amigo obtuvo permiso por parte de su facultad de Medicina para hacer prácticas en mi clínica durante cuatro semanas. Para que le fuese reconocida la práctica debí ponerle un examen, que tuvo que aprobar, al final del tiempo que estuvo conmigo.

No soy muy partidario de los exámenes. Raramente miden la aptitud o la capacidad de pensar. Preferiría un tipo de sistema de aprendizaje en el que un profesional experimentado conociera lo suficientemente bien a un estudiante como para declarar públicamente, de algún modo, que ese joven médico está preparado para ejercer solo. Pero ese joven estudiante necesitaba un examen para obtener el reconocimiento oportuno, así que le puse uno. En realidad, le puse un examen preliminar y un examen de evaluación posterior que contenían las mismas preguntas: describir el significado fisiológico de los cuadros de Rafael y Van Dyck en los que san Jorge mata al dragón, y el del cuadro *El nacimiento de Venus*, de Botticelli. En el examen preliminar, mi alumno escribió que nunca había oído hablar de ninguno de estos cuadros ni de ninguno de estos artistas. En el examen de evaluación posterior, ofreció una interpretación aceptable del significado de estas pinturas.

En este punto, casi me gustaría que hicieses una pausa, obtuvieses y leyeses el libro de Mark Booth titulado *The Secret History of the World* [La historia secreta del mundo], éxito de ventas de *The New York Times*, y después prosiguieses con la lectura de este capítulo. Voy a suponer, sin embargo, que la mayoría de mis lectores no lo harán, así que intentaré explicar lo mejor que pueda por qué le hice a ese estudiante de Medicina unas preguntas tan inusuales. (El apéndice B contiene las que creo que son las respuestas «correctas» a esas preguntas, para quienes estén interesados). A lo largo de la historia, ciertas personas han defendido lo que se conoce como *filosofía perenne*. Esta filosofía describe una forma de entender el mundo que nos rodea y el largo curso de la evolución humana. En particular, esta filosofía se ocupa de la evolución del pensamiento humano (más específicamente, de la conciencia humana), que ha evolucionado con el tiempo, igual que lo ha hecho nuestro cuerpo. Como explica Booth de una forma muy convincente, la mayoría de los personajes de referencia históricos aprendieron acerca de esta filosofía, y muchos afirmaron que estas enseñanzas inspiraron sus grandes obras. Rafael, Van Dyck y Botticelli fueron tres de estos iniciados, y se refirieron abiertamente a los orígenes esotéricos de sus obras maestras. En esencia, representaron el conocimiento del ser humano de forma artística, y estas aportaciones constituyeron herramientas vitales para la conciencia humana.

En nuestro modelo educativo actual, y en la formación médica en particular, no se concede valor a la historia del pensamiento esotérico, la cual incluso se desconoce totalmente. Sin embargo, no creo que nadie pueda ser un verdadero médico sin comprender al Hamlet de Shakespeare (otro iniciado) y su lucha por entender el significado de su propia existencia. Para comprender la vida y las batallas de nuestros pacientes, para comprender la condición humana en el sentido más completo, debemos estar familiarizados con Dostoyevski (otro iniciado) y su análisis sobre la lucha del hombre con su propia conciencia. Estas historias inspiradas, y muchas otras, tejen la tela de la cultura occidental.

Si nosotros, como médicos, pretendemos ser guías competentes para las personas (ya que, a menudo, sus malas elecciones las conducen al sufrimiento y la enfermedad), tenemos que entender algo sobre la conciencia y la condición humanas, y los maestros del arte y la literatura de la tradición tanto oriental como occidental tienen mucho que ofrecernos a este respecto. Lamentablemente, ni siquiera en el ámbito de la psiquiatría existen referencias a estos trabajos fundamentales dentro de la historia de la comprensión del ser humano. Como predice en su novela *1984* George Orwell, otro escritor que atribuye su visión a las lecciones que aprendió a través de su iniciación, nos estamos convirtiendo en gente sin pasado, un paso crucial hacia la socavación de nuestra humanidad. Sí, los médicos de hoy pueden extirpar una vesícula biliar enferma o una catarata que está obstaculizando la visión del paciente; pero esto es mecánica, no curación. La medicina moderna no solo desconoce dónde y cómo se produce la curación, sino que es incluso contraria a explorar esta idea. Esto es muy lamentable para nuestros pacientes y para la sociedad en general.

Básicamente, lo que estoy indicando es que las grandes tradiciones esotéricas tienen mucho que enseñarnos sobre las realidades invisibles, incluidas la naturaleza de la conciencia, la naturaleza de la integridad y la tensión entre la salud y la enfermedad.

Cualquiera que emprende el estudio de estas tradiciones queda impactado al descubrir el profundo conocimiento que contienen las antiguas enseñanzas y lo que pueden ofrecer en los planos personal, espiritual e intelectual, incluso en relación con las profesiones más prácticas o de mentalidad más mecanicista.

Los mitos o alegorías centrales de la cultura oriental y occidental nos proporcionan un mapa para comprender en detalle incluso un problema como el cáncer.

Todas las filosofías se han interesado por la integridad o completitud, la naturaleza de la existencia y la condición humana, y han pretendido ayudar a las personas a comprender el mundo en el que vivimos y a hacer las paces con él. El símbolo del yin y el yang es una de las síntesis más simples y persistentes de esto. Este símbolo no expresa solamente equilibrio. Nos muestra que el mundo se crea mediante la fusión de dos fuerzas primarias y opuestas que, cuando se unen de manera armoniosa, dan lugar a la salud y la plenitud. Además, y paradójicamente, tanto el yin como el yang contienen un poquito de la fuerza opuesta en sus esencias, lo cual representa la tensión sana y necesaria entre los dos.

Aquí tienes otra forma de pensar sobre la salud y la armonía: el primer libro del Antiguo Testamento, el Génesis, es una historia de creación que comienza con la separación de la luz de la oscuridad. Combinadas, estas dos grandes fuerzas comprenden la totalidad del universo y la existencia humana. Nunca hay una oscuridad completa. Todos sabemos que el momento más oscuro de la noche es justo antes del amanecer. Incluso la oscuridad total contiene las semillas de la nueva luz que está por venir. A través de esta historia esencial se nos enseña que, para comprender la creación del universo y la de la conciencia, debemos considerar la separación de estas dos fuerzas como un evento primario. Para obtener la armonía, la salud o la conciencia, estas fuerzas deben coexistir, en equilibrio.

Por supuesto, no hay una sola historia o un solo símbolo que nos guíe. Hay muchos. Tal vez ninguna historia sea tan potente como la del nacimiento de Jesús, que ofrece otro mito fundamental. La civilización occidental no existiría sin el relato judeocristiano que conforma sus bases filosóficas y espirituales. Quiero dejar claro que no estoy abogando por la exactitud de la historia del nacimiento de Jesús; no me interesa si creemos o no que esa historia es literalmente precisa. Lo que estoy indicando es que, independientemente de las creencias de cada cual, la historia del nacimiento de Jesús es, al menos, la alegoría de un punto de inflexión en el desarrollo de nuestra civilización.

Si observamos esta historia tal como está escrita en los Evangelios, encontramos un relato extraño. En el Evangelio de Mateo, descubrimos que Jesús es un descendiente directo del famoso rey hebreo David. Se describe con gran detalle la línea dinástica que va del rey David a Jesús, pasando por José. Es decir, se nos ofrece el linaje específico de Jesús en cuanto a la rama paterna. En el Evangelio de Lucas, sin embargo, no se menciona el linaje paterno. De hecho, se nos dice que un ángel informa a la joven Virgen María de que lleva en su seno al hijo de Dios. María responde que esto no es posible, ya que todavía es virgen, y se nos dice que «con Dios todas las cosas son posibles». ¿Cómo debemos interpretar unas historias tan contradictorias? ¿Y cómo debemos interpretar el hecho de que estos relatos coexistan con el símbolo del yin y el yang de las tradiciones orientales? Ambos marcos de referencia son fundamentales para la mitología, la historia y la conciencia humana. Y es en esta coexistencia, en esta *tensión*, donde, creo, podemos comenzar a entender la etiología del cáncer desde una perspectiva muy diferente de la que nos presenta actualmente la medicina occidental.

Si tomamos ambas exposiciones como intentos de proporcionar una imagen de la creación y de las fuerzas que subyacen en la creación del ser humano y en el fomento de la completitud, podemos encontrar algunas similitudes inmediatas. Ambas tradiciones hablan de que la completitud surge de la coexistencia y la fusión de dos opuestos. El símbolo del yin y el yang indica la fusión armoniosa de la luz y la oscuridad. En la historia del nacimiento de Jesús, el arquetipo de la humanidad (Jesús) surge de la fusión del lado hereditario, masculino, representado por el linaje de José, y el lado angelical, materno, representado por María. Si profundizamos en esta historia, se nos está diciendo que la fuerza masculina trabaja a través de la herencia, a través de individuos que tienen nombres reales, biografías y vidas históricas en la tierra, mientras que la fuerza femenina proviene de otro reino muy distinto, a través de la anunciación de un ángel. Esta historia nos dice que la creación y la completitud provienen de la fusión de la sustancia material, terrenal, con unas fuerzas que no son de este mundo, al menos no en su origen. Lo siguiente que cabe preguntarse es: ¿qué significa esto en el ámbito de la fisiología humana y dónde lo vemos reflejado en dicho ámbito?

Para comprender la creación de un ser humano, debemos volver al principio y examinar las dos células que se unen. Antes de que se supiera algo sobre la genética, la fertilización o cualquiera de los principios de la biología moderna, estas historias surgieron de la comprensión de que un ser humano se crea a partir de la fusión de dos grandes fuerzas. Recuerda que el símbolo del yin y el yang nos dice que la oscuridad y la luz siempre contienen un toque de su fuerza opuesta. Podemos ver el esperma como un paquete comprimido de ADN que representa el núcleo destilado de la célula y que solo contiene un toque del acuoso citoplasma.

El óvulo, por otro lado, puede verse como un citoplasma expandido y lleno de agua, hasta el punto de que constituye la única célula visible a simple vista. El citoplasma, tal como aparece representado por María en la historia del nacimiento de Jesús, indica una fuerza muy poco interesada por la herencia, la cual tiene una presencia mínima, casi hasta el punto de la inexistencia; solo hay un rastro de material hereditario en las mitocondrias. Las mitocondrias tienen su propio conjunto de ADN (es el pequeño fragmento de ADN alojado en el citoplasma, representado en el símbolo del yin y el yang) y se transmiten a través de la línea materna. Es decir, heredamos nuestras mitocondrias de nuestra madre. La línea materna es el origen del modelo citoplasmático de su descendencia.

El ser humano surge de esta fusión del lado masculino nuclear, que es denso, y el lado femenino materno, que es acuoso. Como insinúa la historia de Jesús, la fuerza masculina determina las características primarias de los nuevos seres humanos, y la característica más primaria de todas es su sexo. Para ser más concretos, aunque esto solo se insinúa en estas historias, el esperma o fuerza masculina nos da nuestras características individuales (siendo nuestro sexo la más primaria de todas), mientras que el óvulo, o fuerza femenina, nos aporta los aspectos no materiales de nuestro ser. La fuerza femenina es más universal, menos diferenciada en su esencia. Investigadores que han utilizado técnicas microscópicas sofisticadas han podido demostrar que el espermatozoide emite una especie de luminiscencia cuando está viajando en busca de su compañera, el óvulo. El óvulo yace en la oscuridad, mientras que el esperma emite luz. Cuando el esperma se fusiona con la oscuridad del óvulo, se forma un nuevo ser humano.

En los últimos dos mil años, ha habido muchas historias de curación asociadas con la historia de Jesús, y la preponderancia de estas implica cierta interacción con María como fuente de las curaciones. La historia más famosa es la de la bendición de las aguas de Lourdes por parte de María, lugar en el que se han producido unas siete mil curaciones milagrosas, según ha documentado y certificado el Gobierno francés. Dejando a un lado el debate acerca de si estos relatos son verificables o técnicamente precisos (pues me doy cuenta de que se forma una especie de tormenta en nuestra mente mecanicista mientras escribo estas palabras), las historias de estas curaciones a menudo incluyen experiencias espirituales profundas y casi siempre tienen un papel en ellas la persona de María (nunca de José) y, por supuesto, el agua.

Con todo esto quiero indicar que la parte curativa o terapéutica de la polaridad José-María, o núcleo-citoplasma, reside en el citoplasma, no en el núcleo. Es María, la fuerza citoplasmática acuosa, la que tiene el poder primario de sanar a los seres humanos y al planeta en su conjunto. El lado nuclear, aunque es crucial en la evolución que nos conduce a convertirnos en individuos libres, también nos lleva a la enfermedad.

No espero que mis lectores acepten estas declaraciones al pie de la letra, aunque sí espero que al menos estén dispuestos a acompañarme en mis razonamientos. Además, aunque haya muchas historias inexplicables de curaciones asociadas con María o las aguas sagradas, ¿cómo podemos tener la certeza de que lo que está actuando sea algo distinto del inmenso poder de la creencia, es decir, del efecto placebo? Aquí cabe una buena dosis de escepticismo, incluso de cinismo. Lo reconozco y lo acepto. Lo que quiero indicar es que estas historias nos proporcionan un marco distinto para comenzar a pensar de otra manera sobre la salud y la enfermedad, y específicamente sobre el cáncer. Es un marco de pensamiento diferente, que creo que necesitamos, porque el modelo actual de los oncogenes, basado en una concepción mecanicista del cuerpo humano y el determinismo genético, no funciona muy bien.

De hecho, algunas investigaciones sobre la dinámica subyacente de las causas del cáncer corroboran lo que he presentado de una manera un tanto extraña. Esto es especialmente lamentable porque la biología, la medicina y específicamente la oncología modernas se están centrando, casi exclusivamente, en comprender los eventos que tienen lugar en el *núcleo* de la célula. Si mi interpretación es correcta, la desafortunada implicación es que nunca encontraremos aquello que podría traer la armonía y la salud a nuestros pacientes con cáncer, porque el lugar en el que debemos buscar su curación es el citoplasma, no el núcleo. Creo que hemos estado mirando en el lugar equivocado. Hemos estado buscando desesperadamente en el núcleo, en el ADN, en los oncogenes, mientras el acuoso citoplasma aguarda a que nos demos cuenta de que el solo hecho de que haya más luz en el núcleo no significa que sea el lugar en el que debamos buscar las claves.

Regresando al ejemplo de la zanahoria, hay una clara diferencia (en nuestra mente) entre las sustancias físicas que conforman una zanahoria y lo que llamamos una zanahoria. Una de las personas que intentaron explorar esta diferencia fue el reconocido físico del siglo xx Erwin Schrödinger. En su fascinante libro *¿Qué es la vida?*,[1] intenta usar sus considerables habilidades de observación combinadas con su experiencia en el ámbito de la física teórica para dar una definición y un modelo funcional que permitan abordar la pregunta que constituye el título del libro. Como nos recuerda Schrödinger, los objetos materiales están sujetos a muchas fuerzas, entre ellas la gravedad y la entropía. Todos sabemos en qué consiste la gravedad: las cosas tienden a caer hacia el centro de la Tierra a menos que se las someta a una fuerza que las eleve. La entropía no es tan conocida, pero es tan fundamental como la gravedad. La entropía tiene que ver con el grado de orden o desorden al que están sometidos los objetos materiales.

Expresado de forma sintética, los objetos materiales siempre caen hacia el centro de la Tierra (por efecto de la gravedad) y tienden a encontrarse en un estado cada vez más desordenado a menos que una fuerza externa actúe sobre ellos. Tomemos, como ejemplo, un puñado de arena completamente seca (una buena aproximación a una sustancia totalmente física). Si no actúa ninguna otra fuerza sobre ella, la arena caerá y tendremos un montón de granos informe en el suelo. Este es el estado que adoptan las sustancias a menos que haya unas fuerzas externas que actúen sobre ellas. En física, esto se conoce como el estado de máxima entropía. Según Schrödinger, sin embargo, la *vida* se caracteriza por la acción de una fuerza opuesta, que bautizó como *neguentropía* (lo contrario de la entropía).

Antes de continuar, debo hacer una advertencia: cuando hablamos de la vida y la neguentropía, o lo que Rudolf Steiner llamó el *cuerpo etérico*, debemos recordar que nuestro lenguaje no ha evolucionado lo suficiente como para permitirnos describir fácilmente aquello de lo que estamos hablando; nuestro lenguaje da prioridad a los eventos del mundo físico. En consecuencia, muchas personas evitan intentar describir este tipo de cosas, o incluso hablar de ellas. Esto es un error. Debemos reconocer que si bien el lenguaje es una herramienta imperfecta, lo cual nos dificulta ser precisos y comunicarnos de manera efectiva, esto no significa que «no debamos buscar las llaves» en el lenguaje. Significa que debemos seguir intentándolo y seguir buscando.

Volviendo a nuestra zanahoria y siguiendo ciertas indicaciones de Schrödinger, podemos hacer algunas observaciones simples: al tratar de describir los fenómenos de la vida, es más fácil comenzar con las formas de vida «más simples», como las plantas, que tratar de describir un elefante o un ser humano. (Las plantas no son simples, pero según Goethe y Steiner, son más fáciles de estudiar en relación con la pregunta «¿qué es la vida?», y por tanto dicho estudio nos aportará más satisfacciones). Lo primero que advertimos sobre la zanahoria, en oposición al montón de sustancias químicas que la componen, es que esta raíz tiene una forma que permite identificarla claramente como una zanahoria. La segunda observación es que la zanahoria tiene unas cualidades que no solo le aportan su identidad como zanahoria, sino que también hacen que tenga un valor para nosotros. La forma de la zanahoria parece desafiar tanto la gravedad como la entropía. Y sabemos que para «desafiar» la gravedad, la entropía o ambas, una fuerza externa debe actuar sobre la sustancia. Aquí el uso del lenguaje se vuelve complicado, pero podemos concluir que una zanahoria es el resultado de la interacción entre las sustancias que la conforman y la fuerza de la ligereza (concebida como opuesta a la gravedad) y la neguentropía (la tendencia hacia un mayor orden). Lo siguiente que vemos es que para que estas dos fuerzas influyan en las sustancias que conforman la zanahoria debe haber agua. Sin el agua, ni la ligereza ni la neguentropía pueden influir en la sustancia de la zanahoria. Es decir, las dos fuerzas que comprenden la esencia de la vida deben ser «transportadas» por el agua.

Todas las propiedades de la zanahoria que decimos que constituyen su calidad son el resultado de que las fuerzas de la ligereza y la neguentropía actúan a través del agua presente en la zanahoria. Justo esta mañana he dado un largo paseo por la playa con mi esposa, Lynda. Estaba tratando de buscar la forma de explicar esta idea de la calidad. Lo que ambos hemos encontrado interesante es que, si bien es un concepto muy difícil de describir, casi todo el mundo tiene una idea de la existencia de las cualidades, así como de su importancia. Si tuviéramos que elegir entre una mesa hecha a mano por un artesano local con madera de origen local y una mesa hecha en una fábrica de aspecto similar y precio similar, casi todos elegiríamos la primera. ¿Por qué? Porque la primera tiene más calidad. Y la calidad no solo tiene que ver con el valor, sino también con las características o cualidades del objeto.

Supongamos ahora que tenemos dos zanahorias que contienen la misma cantidad de nutrientes (aunque todos sabemos que esto nunca es así) y parecen más o menos iguales. Pero una fue cultivada en una pequeña granja de producción biodinámica y sostenible, mientras que la otra fue cultivada en una explotación agrícola industrial. Casi todo el mundo elegiría la zanahoria del cultivo biodinámico. La única razón por la que las personas no eligen la calidad prácticamente en todos los ámbitos es el precio. Si dejamos de lado el precio, un factor que no es intrínseco a ningún objeto, los seres humanos tienden a pasarse la vida buscando la mayor calidad en todo (bienes, experiencias, etc.), dentro de lo que pueden obtener. Mi opinión es que la calidad es una función de la ligereza y la neguentropía, que son lo que vivifica lo que sea. Incluso la mesa hecha a mano debe su valor a la presencia de estas fuerzas en la madera que la conforma y en el artesano que la hizo.

El siguiente paso en la investigación de Schrödinger sobre la naturaleza de la vida es su afirmación de que la entropía da lugar, directamente, a la experiencia y la realidad del tiempo. En otras palabras: si la entropía no existiera como uno de los principios rectores del mundo físico, tampoco existiría el tiempo. A continuación, ofrece pruebas matemáticas al respecto. No estoy en condiciones de evaluar si está en lo cierto, ni las operaciones matemáticas subyacentes a su demostración. Pero puedo entender que si, como afirma, la entropía «crea» los fenómenos del tiempo, la neguentropía, que es la base de la vida, es de algún modo un estado atemporal. Además, esto plantea la posibilidad de que una entidad viviente dotada de una ligereza y una neguentropía extremadamente fuertes pueda vivir como si el tiempo no tuviera ningún efecto sobre su existencia. Aunque esto parezca imposible, podríamos conjeturar que ciertos tipos de árboles son casi la encarnación de estas fuerzas neguentrópicas y aligeradoras; mientras su hábitat natural permanezca intacto, pueden vivir miles de años, si no más. Es como si ciertos árboles vieran el tiempo como lo que es, una ilusión creada únicamente por el hecho de que toda la vida del planeta está compuesta también de sustancia física. Es solo la sustancia física de los seres vivos lo que está sujeto a las leyes del tiempo. El resto de «nosotros», la parte viva de nosotros, no está sujeta a la experiencia del tiempo. Esta posibilidad es tremendamente significativa. Lo que está diciendo Schrödinger es que todos los seres vivos viven porque contienen «en su interior» estas fuerzas que son la ligereza y la neguentropía. Estas fuerzas dan lugar a las cualidades que asociamos con cada entidad viviente, que es única; son lo que realmente define la calidad de cada organismo vivo. Y si examinamos detenidamente esta situación, veremos que las leyes que rigen el tiempo o bien no afectan a los seres vivos o bien afectan de manera diferente a los seres vivos que a la sustancia física no viva. Quizá esta sea la esencia del núcleo de la filosofía hindú, que afirma que nuestra experiencia del tiempo es fundamentalmente una ilusión.

Entonces, la pregunta es: ¿qué relación tienen estas fuerzas de la vida que actúan a través del agua y dan lugar a la calidad de los seres vivos con el cáncer o la biología de la célula? Volviendo a nuestra discusión anterior sobre los dos ámbitos de la célula (el núcleo representado por el esperma, casi totalmente seco, y el medio acuoso del óvulo), es fácil ver que el ámbito del citoplasma/óvulo debe ser el portador del principio de la ligereza/neguentropía. Cuando este ámbito citoplasmático acuoso es «débil», está desordenado o está afectado por algo, vemos aparecer una disfunción y una enfermedad. Esto da lugar sobre todo a problemas de salud que están específicamente relacionados con la función citoplasmática, como el cáncer. Estos problemas pueden incluir el fallo de las estructuras citoplasmáticas, como las mitocondrias. Cuando las mitocondrias funcionan mal, la generación de energía se ve afectada y aparecen las características de la célula cancerosa que mencioné. Digámoslo de manera más sintética: cuando nuestras fuerzas vitales son débiles o están perturbadas, cuando la estructura del agua de nuestras células no está bien, surge la enfermedad que llamamos cáncer. Por lo tanto, deberíamos prestar mucha atención a la integridad del agua de nuestras células y los modos en que el agua celular se estructura o forma a partir de las fuerzas de la ligereza y la neguentropía para abordar el problema del cáncer.

Finalmente, si Schrödinger tiene razón al afirmar que el tiempo deriva de la entropía y esta fuerza acuosa y neguentrópica contrarresta los fenómenos básicos del tiempo, debería ser posible, al menos en teoría, fortalecer estas fuerzas e invertir el tiempo en un ser vivo. Si esto pudiera hacerse en el ámbito celular, debería ser posible tomar una célula que ha «degenerado» en una «especie» nueva e inapropiada (es decir, en la célula aneuploide que es la célula cancerosa), revertir este proceso y permitir así que la célula recupere sus características normales y su estado saludable. Como he dicho antes, no puedo evaluar si es cierto que existe una conexión entre el tiempo y la entropía, pero sí puedo evaluar si una terapia que intenta curar el cuerpo, que es «acuoso», puede esencialmente revertir el tiempo para un paciente con cáncer y hacer que vuelva a encontrarse en un estado saludable.

En la segunda parte, examinaré algunas de las terapias naturales más significativas y eficaces utilizadas para el cáncer en el siglo pasado y su efectividad en la curación del cuerpo acuoso. Algunas terapias, como el agua baja en deuterio, trabajan directamente con el agua. Otras, como el muérdago, ayudan a estructurar el agua en nuestras células y tejidos. Y otras afectan al equilibrio entre el Na^+ y el K^+. Proporcionaré estudios de casos y resultados de investigaciones, y evaluaré las afirmaciones en cuanto a la efectividad. En la mayoría de los casos, tengo experiencia personal con estas terapias y puedo hablar directamente sobre lo seguras y eficaces que son. Al describir estas terapias desde la perspectiva de su impacto en el cuerpo acuoso, cabe esperar que comprenderemos mejor el papel del agua en los organismos vivos, lo que a su vez nos acercará a resolver el enigma de la etiología del cáncer y del enfoque terapéutico más apropiado. Además, tengo la esperanza de que todo ello nos acerque aún más a la comprensión de lo que es la vida. En mi opinión, estas terapias representan, en conjunto, un camino diferente para abordar el problema epidémico del cáncer en el mundo occidental.

Puesto que he escrito exhaustivamente en otros lugares sobre la prevención, especialmente en relación con el impacto de la toxicidad ambiental, la dieta, el papel de la supresión de la fiebre, las vacunas, la exposición a los campos eléctricos y magnéticos y muchos otros factores relativos al estilo de vida, no dedicaré mucho espacio a la prevención en sí misma. Espero que al enfocarme en las estrategias de tratamiento que tienen éxito y en aquellas que merecen ser más exploradas estaré alumbrando el camino hacia la prevención. Si bien espero que sea obvio que la prevención del cáncer, o de cualquier otra enfermedad, debe ser primordial, también ocurre que actualmente nos encontramos en la situación de que millones de personas y sus familias deben lidiar con el impacto devastador del diagnóstico. Esto a pesar de más de cincuenta años de investigaciones, miles de millones de dólares gastados y muchos de los mejores científicos del mundo dedicados a resolver el enigma. Aparentemente, en todo este tiempo no hemos avanzado mucho en la búsqueda de la erradicación del cáncer. En algunos sentidos, las cosas incluso están peor.

Quiero dejar claro que en la segunda parte no voy a presentar «la fórmula» para curar el cáncer, ya que no la tengo. Lo que voy a presentar es lo que he aprendido en casi cuatro décadas de práctica de la medicina. En todo este tiempo he tenido experiencias personales con la mayoría de los programas para el cáncer «alternativos» y significativos que están disponibles hoy en día, he usado la mayor parte de ellos con mis pacientes y conozco sus puntos fuertes y débiles. En relación con muchas de estas terapias, presentaré casos que mostrarán que pueden ayudar a sus usuarios a tener vidas más largas y saludables. En otros casos he visto remisiones drásticas, casi impactantes, y duraderas.

Por desgracia, ninguna de estas estrategias contra el cáncer es tan infaliblemente efectiva como nos gustaría a todos. Creo que una de las razones por las que esto es así es que, como mostraré, cada una de ellas tiene en cuenta a su manera que el cáncer es una enfermedad citoplasmática, pero no contempla el cuadro completo. En muchos casos, ni siquiera el creador de la terapia sabía que este era el problema que estaba abordando. Espero mostrar que, tanto si lo sabían como si no, todos esos descubridores trabajaron directamente con algún aspecto de la disfunción citoplasmática.

Una de las razones que me han impulsado a escribir este libro es que albergo la esperanza de que si examinamos qué terapias han funcionado realmente, desde la perspectiva citoplasmática, en el tratamiento de pacientes con cáncer, no solo podremos empezar a tener una comprensión más completa de esta enfermedad, sino que también seremos capaces de diseñar conscientemente una estrategia efectiva para mucha más gente. Otra razón por la que he escrito este libro es que quiero señalar el hecho destacable de que la cantidad de recursos y dinero dedicados al estudio de la totalidad de las terapias «alternativas» que analizaré no llega a constituir, ni de lejos, el 0,01 % de la cantidad total de los recursos dedicados a la investigación del cáncer. Sin embargo, hay razones para argumentar que los pacientes que usan la dieta Gerson, la terapia de muérdago, el agua baja en deuterio o la máquina de Rife, o incluso aquellos que toman cúrcuma, obtienen mejores resultados que los pacientes que siguen los tratamientos convencionales.

Imagina lo que habría sucedido si en 1920, cuando algunas de las estrategias que presento en la segunda parte vieron la luz, los grupos de poder del ámbito de la medicina hubiesen decidido invertir el 50 %, o incluso el 10 %, de sus recursos en los enfoques naturales para la prevención y el tratamiento del cáncer. ¿Dispondríamos de una dieta efectiva y otros enfoques naturales, seguros y eficaces para el tratamiento de los pacientes con cáncer en este momento? ¿Qué podría haber sucedido si hubiéramos dedicado *la mitad* de nuestro presupuesto para el cáncer al estilo de vida, la dieta, la agricultura (si, por ejemplo, hubiéramos promovido los productos orgánicos en lugar de la agricultura tóxica hace cien años) y otras estrategias para prevenir la epidemia de cáncer?

Pero no es esto lo que se ha hecho, sino que, en lugar de ello, los poderes existentes han realizado un gran esfuerzo y han ejercido una presión enorme para acabar con estos enfoques. Esto ha incluido ataques personales directos a defensores de las terapias naturales y la aprobación de leyes que prohíben a los médicos tratar a sus pacientes con cáncer con cualquier procedimiento que difiera de los enfoques oncológicos convencionales. De hecho, en 2018, en el estado aparentemente progresista de California, era ilegal que cualquier médico prescribiera algo además de quimioterapia, radioterapia o cirugía para los pacientes con cáncer. Si un médico no acata esta normativa, se expone a perder su licencia y a otras sanciones posiblemente más duras. ¿Es esto lo que queremos decir cuando hablamos del «país de la libertad»?

Tengo la esperanza de que al presentar la historia y los fundamentos de los enfoques naturales más eficaces como tratamiento para el cáncer podamos comenzar a ver las similitudes que hay entre ellos. Las historias inspiradoras de pacientes que han tenido éxito con estas terapias nos ayudarán a comprender, por lo menos, que después del monopolio ejercido durante más de cincuenta años sobre los recursos dedicados a la comprensión y el tratamiento del cáncer, el *establishment* científico y médico ya no merece seguir teniendo carta blanca. No digo que debamos acabar con todas las instituciones que tenemos dedicadas a luchar contra el cáncer, pero sí deberíamos plantearnos, tal como sugiere una popular pegatina estadounidense, cómo sería el mundo si las iniciativas en pro de la paz, la justicia y la seguridad ambiental obtuvieran todos los recursos que necesitan y el Pentágono tuviese que vender pasteles para no arruinarse. Es hora de que los departamentos de oncología convencionales «vendan algunos pasteles» y los enfoques de tratamiento alternativos, especialmente los que tienen una visión mucho menos militarista del cuerpo y la salud humanos, reciban una financiación respetable.

Antes de empezar a hablar de las terapias, me gustaría explicar la historia de una paciente joven a quien conozco desde hace años. Después de unos meses de estar sintiendo dolor en la rodilla, le diagnosticaron un osteosarcoma maligno en la zona de la rodilla izquierda que se había extendido a los pulmones. Fue visitada y evaluada rápidamente por oncólogos de renombre mundial en el Centro Médico de la Universidad de Stanford, quienes diseñaron el curso de su terapia. Como la mayoría de los oncólogos, no sabían nada de las toxinas de Coley, una terapia eficaz para la fiebre que se utilizó específicamente para tratar el osteosarcoma a principios del siglo XX,[2] y la sometieron al tratamiento estándar, consistente en un fármaco de quimioterapia que está en circulación desde la década de 1950, a lo que siguió una amputación parcial de su pierna.

En el momento de escribir estas líneas, es demasiado pronto para determinar si el tratamiento será efectivo, pero es sabido que el tratamiento convencional no ofrece buenos resultados para los pacientes con sarcoma y enfermedad metastásica. La pregunta es la siguiente: después de cincuenta años del proceso de investigación más costoso y exhaustivo que se haya emprendido sobre una determinada enfermedad, ¿por qué no nos sorprende y asombra que la oncología no parezca tener nada mejor, o al menos diferente, que ofrecer que lo que ya ofrecía hace más de cuatro o cinco décadas? El cáncer no es como la faringitis estreptocócica, que hace casi un siglo que está siendo eficazmente combatida por medio de la penicilina (un «buen trabajo», desde luego). El tratamiento convencional del cáncer ha constituido un enfoque en gran medida fallido durante muchas décadas. Entonces, ¿por qué prohibimos que alguien pruebe algo diferente, especialmente cuando este algo diferente es menos dañino y, posiblemente, más eficaz? ¿Por qué el *establishment* oncológico no ha investigado nunca las toxinas de Coley, que fueron desarrolladas *específicamente* para tratar el osteosarcoma? Nadie sabe si funcionarían, porque investigarlas está prohibido.

Para explicarle la «genética» y la «causa» de su cáncer, el genetista que vio a esta joven le explicó que los tumores y los cánceres son causados por la proliferación celular descontrolada debida a una alteración genética de la regulación del ciclo celular. Hay muchos genes en el cuerpo humano que son importantes para controlar la multiplicación celular y prevenir el cáncer, que es causado por mutaciones o diferencias en la secuencia genética de uno de estos genes. Pero a continuación el genetista explicó que en la mayoría de los casos se desconoce la causa del sarcoma, que es considerado una ocurrencia aislada y esporádica de etiología desconocida.

En otras palabras: aunque de acuerdo con este genetista el cáncer es una enfermedad genética, no tenemos ni idea de cómo o por qué lo contraemos. Es posible que no haya antecedentes familiares de la enfermedad, no haya mutaciones genéticas conocidas que podamos encontrar, no haya indicios claros de que los sarcomas estén asociados con algún defecto genético en particular... Cincuenta años después, tras haberse invertido miles de millones de dólares y a pesar de que ha habido y hay una red de investigadores dedicada a estudiar este tema con una intensidad mayor de la que se ha dedicado a cualquier otro tema en la historia de la humanidad, no tenemos nada por ofrecerte. Limítate a tomar este medicamento que evita que las células se dividan, te amputaremos parcialmente la pierna y confiemos en que haya suerte. En cualquier caso, no investigues ni experimentes con ningún enfoque «no probado». Eso no sería seguro.

Dicho esto, dirijamos nuestra atención a algunos de estos enfoques «no probados» para ver qué pueden aportar.

SEGUNDA PARTE

Terapias potenciales

CAPÍTULO CUATRO

El plasma isotónico de Quinton

L a muerte en 1925 del fisiólogo francés René Quinton motivó una de las procesiones funerarias más grandes en la historia de Francia. Los miles de personas que asistieron llenaron las calles, jefes de estado acudieron en masa y el primer ministro galo pronunció el panegírico dedicado a un hombre del que la mayoría de nosotros nunca hemos oído hablar pero cuyo trabajo salvó innumerables vidas en esos tiempos, estableció una de las piedras angulares de la práctica médica moderna y ofreció una visión práctica que debe tenerse en cuenta en cualquier intento que se haga de comprender el papel del agua estructurada en la salud y la enfermedad.

¿Quién fue René Quinton? ¿Qué logró que lo hizo merecedor de esta admiración y este apoyo tan grandes? Fue un hombre humilde que trabajó con el agua de mar durante toda la adultez. Se le atribuye el desarrollo de una solución rehidratante que salvó la vida de muchas personas, la mayoría niños, que estaban muriendo de cólera en las ciudades francesas a principios del siglo XX. El que fue conocido como *plasma de Quinton* también fue utilizado por el Ejército del país para reanimar a soldados heridos en batalla en la Primera Guerra Mundial, y era tan efectivo que el Gobierno francés estableció centros Quinton en todo el país para tratar a pacientes, muchos de los cuales eran niños, de una gran cantidad de enfermedades diferentes.

Por supuesto, el plasma de Quinton también inspiró las soluciones intravenosas utilizadas en la medicina moderna, así como las soluciones de rehidratación oral empleadas, por ejemplo, por la Organización Mundial de la Salud para combatir la deshidratación causada por la diarrea, que sigue constituyendo una amenaza para muchos habitantes del hemisferio sur o para quienes viven en zonas afectadas por desastres naturales. Inevitablemente, la calidad de los fluidos intravenosos modernos es una sombra del desarrollo original de Quinton. Mientras que los fluidos modernos no son más que cloruro de sodio disuelto en agua estéril y metido en bolsas de plástico, Quinton, habiendo observado que nuestra sangre y nuestros fluidos extracelulares (los fluidos en los que están sumergidas nuestras células) tienen la misma composición mineral que el agua de mar, creó un plasma compuesto de agua marina.

El descubrimiento de Quinton de que nuestra sangre refleja la composición mineral de los océanos lo llevó a proponer la idea de que la salud puede definirse como el estado en el que nuestros fluidos, incluida la sangre, reflejan más fielmente la composición del mar; es entonces cuando estos fluidos se encuentran en un estado «perfecto». Según Quinton, la enfermedad aparece cuando este equilibrio mineral interno se ve alterado. Además, propuso que los fluidos internos no son solo una determinada mezcla de minerales y agua, sino que se hallan en una especie de estado organizado. Este estado organizado es otro aspecto de la salud del organismo. Cuando nuestros fluidos internos gozan de un equilibrio mineral perfecto, de manera que se encuentran en un estado organizado óptimo, estamos sanos. Cuando la composición mineral no es la correcta o la organización se descompone, sufrimos enfermedades.

Pero Quinton no se contentó con proponer teorías abstractas sobre la naturaleza de la salud y la enfermedad. Pensó que si estaba en lo cierto, la aplicación adecuada del agua de mar debería poder restaurar la salud de una persona enferma. A lo largo de décadas de investigaciones descubrió que hay unas cuantas zonas oceánicas que contienen, por razones inexplicables, unos vórtices naturales permanentes de varios kilómetros de ancho. Dentro de estos vórtices hay (por supuesto) agua de mar, fitoplancton y otros organismos marinos microscópicos. Quinton y sus colegas desarrollaron técnicas para colocar un aparato de succión en el centro de uno de estos vórtices ricos en nutrientes, a una buena profundidad, que esencialmente succionaba el agua y la metía en grandes tanques. (En mi libro *Human Heart, Cosmic Heart* [Corazón humano, corazón cósmico] propuse que la circulación surge de fuerzas intrínsecas a la propia sangre y que el papel del corazón es convertir este movimiento de la sangre en un vórtice para imbuirlo con la «energía creativa» que es la base de toda vida. Quinton, con su técnica consistente en recoger agua de mar, que contiene la composición mineral de la sangre humana, de un vórtice rico en nutrientes, esencialmente estaba recreando el papel que tiene el corazón en el ser humano).

Quinton sabía que esa agua de mar agitada por un vórtice debía ser microfiltrada antes de poder utilizarse y que la técnica de purificación tenía que preservar la delicada estructura del agua creada por el vórtice. Con este fin, creó una serie de filtros que eliminaban todo menos el agua, los minerales disueltos y el «efluente» disuelto del fitoplancton. Estos dos aspectos (la recogida de agua de mar de dentro de los vórtices del océano y la microfiltración en frío de esa agua) distinguen el plasma de Quinton de todas las otras soluciones basadas en el agua de mar que se han elaborado o vendido. Quinton no se limitó a recoger un montón de agua de mar y ponerla en botellas, como algunos han afirmado, sino que recogió y purificó lo que probablemente sea el mejor ejemplo de agua adecuadamente estructurada que conocemos.

Los componentes del agua estructurada de cualquier sistema vivo son el agua pura (hablaré más a este respecto en los capítulos siguientes), los elementos minerales adecuados (los que se encuentran en un océano sano) y las proteínas (procedentes del fitoplancton de los océanos), todo ello sometido a la acción de un vórtice. El plasma de Quinton aloja todos estos componentes, meticulosa y adecuadamente recogidos y cuidados.

Su idea básica era que el agua estructurada purificada, mineralizada y rica en nutrientes es la base de toda la vida biológica. Para demostrarlo, realizó un experimento de laboratorio en el que le sacó casi toda la sangre a un perro enfermo. Justo antes de que el perro muriera, empezó a inyectarle su plasma en las venas. El animal no solo sobrevivió, sino que se curó de muchas de las dolencias que padecía. Quinton y sus colegas realizaron más experimentos con perros, incluso en el centro de París, donde quisieron mostrar a la gente el poder de ese descubrimiento. Muchos comentaron que los perros a quienes se les había reemplazado la sangre con el plasma de Quinton parecían haber rejuvenecido unos cuantos años, lo cual se vio reflejado también en su comportamiento.

En la actualidad, el plasma de Quinton no es conocido como una terapia contra el cáncer en sí mismo, y no he encontrado ningún informe de ningún caso ni ningún estudio que muestre que el uso exclusivo del plasma de Quinton haya sido efectivo contra esta enfermedad, pero creo firmemente que este recurso debería constar en cualquier tratado que intente comprender el papel del agua estructurada o citoplasmática en la salud y la enfermedad. Y creo que nuestra exploración del cáncer debe centrarse en esta agua. El agua pura, mineralizada, rica en nutrientes y estructurada es la base biológica de toda la vida. Cuando nuestros fluidos internos se degradan, ya sea por efecto de las toxinas, las infecciones e incluso las emociones dañinas, se produce la enfermedad. En 2010 se estableció la Fundación Quinton para promover el trabajo y las terapias de René Quinton. Esta fundación ha hecho una relación de las diversas afecciones que pueden tratarse con la terapia de Quinton, y ha definido los protocolos para lograr el éxito con el tratamiento. En las últimas décadas, estudios independientes han documentado la seguridad y eficacia del plasma de Quinton en el tratamiento de afecciones como la gripe,[1] la hipertensión,[2] el alzhéimer,[3] las disfunciones inmunitarias,[4] la diabetes,[5] la obesidad,[6] el avance de la aterosclerosis,[7] la hiperlipidemia[8] y la rinitis alérgica.[9]

A los médicos modernos que estén confinados dentro del modelo individual de la salud y la enfermedad seguramente les costará concebir que una sola terapia pueda afectar de forma positiva a un conjunto de enfermedades tan dispares. Yo, como René Quinton, sostengo la premisa de que si somos capaces de generar el agua estructurada perfecta dentro y alrededor de nuestras células seremos inmunes a la mayoría de las enfermedades. Si estamos enfermos, necesitamos restablecer este medio citoplasmático y celular más perfecto. El plasma de Quinton fue uno de los intentos más eficaces y creativos de lograr este objetivo.

Gracias a la Fundación Quinton, la «receta» original de Quinton sigue estando disponible. El plasma de Quinton, junto con una dieta adecuada, constituye uno de los fundamentos de mi práctica. Los miembros de mi familia y yo hemos tomado un par de cucharadas de plasma de Quinton casi todos los días durante los últimos años. Y no se me ocurre ninguna razón por la cual todas las personas preocupadas por conservar o mejorar su salud no deberían tomar el plasma de Quinton a diario. Tiene un historial de seguridad impecable de más de cien años, es el suplemento mineral más eficaz del planeta y se puede demostrar que mejora el medio celular de todos quienes lo consumen. No veo ninguna razón por la cual, contando con un enfoque biológico tan seguro, efectivo y bien fundamentado, no se deberían llevar a cabo más estudios sobre este remedio maravilloso.

CAPÍTULO CINCO

La terapia Gerson

A los veinte años de edad, recién graduado de la Universidad Duke y habiendo partido a estar un tiempo integrado en el Cuerpo de Paz en Suazilandia (África), no tenía ni idea de lo que quería hacer con mi vida. Lo único que sabía con certeza era que no quería ser médico. En el transcurso de los dos años que estuve viviendo en una cabaña con paredes de barro y techo de gramíneas en un entorno rural de Suazilandia, me encontré con el trabajo de Weston Price y Rudolf Steiner. Fue toda una revelación para mí enterarme de que el tipo de médico que había prometido que nunca sería no era el único tipo de médico que existía. Algo se desató dentro de mí, y me puse a leer sobre este nuevo tipo de medicina, y a estudiarla, con un fervor que nunca había esperado ni experimentado. No tuve tiempo de aprender lo suficiente sobre alimentos, hierbas, antroposofía y el asombroso mundo de la curación y los sanadores.

Cuando regresé del Cuerpo de Paz, me inscribí en la Facultad de Medicina de la Universidad Estatal de Míchigan y seguí estudiando teorías y métodos de curación natural. También me uní a un grupo que se había creado hacía poco llamado Asociación Científica de Medicina Antroposófica (PAAM, por sus siglas en inglés), una rama del movimiento mundial de medicina antroposófica. Todos los años asistía a un congreso de una semana de duración que se celebraba en Wilton (New Hampshire), leí todo lo que pude y asistí a todos los talleres y conferencias relevantes que pude encontrar. En 1983, durante mi tercer año en la Facultad de Medicina, obtuve permiso para cursar todas mis asignaturas optativas con el pequeño grupo de médicos antroposóficos en varios centros del este de Estados Unidos.

En 1983, asistí a una conferencia impartida por un joven médico sobre el proceso de curación que había experimentado. Acababa de terminar sus prácticas de residencia como médico de familia y era el presidente de la PAAM. En la conferencia explicó que padeció un cáncer testicular metastásico, rechazó los tratamientos oncológicos convencionales, siguió la terapia Gerson y logró la remisión total al cabo de unos años. Dio los detalles de su diagnóstico, que no dejaban lugar a dudas de que se enfrentó a un cáncer testicular en estadio cuatro. Describió los detalles de su terapia y leyó las declaraciones de sus oncólogos, según las cuales no tardaría en morir si no se sometía a la medicina convencional. Y acabó hablando sobre su total recuperación, avalada por las pruebas y escáneres que documentaban que estaba libre de cáncer. Yo quedé intrigado e impresionado, por decirlo de forma suave.

Leí todo lo que pude encontrar sobre la dieta Gerson, incluido el famoso libro de Max Gerson *A Cancer Therapy: Results of Fifty Cases* [Una terapia contra el cáncer: los resultados de cincuenta casos], en el que describe el desarrollo de su pensamiento, explica los fundamentos de su terapia y expone la documentación relativa a cincuenta casos de curación que compiló y presentó al

Congreso de Estados Unidos a finales de la década de 1940. En ese momento, un subcomité del Senado estaba llevando a cabo audiencias para determinar el tipo de investigaciones y tratamientos contra el cáncer que iba a financiar. Gerson presentó sus casos acompañado de testimonios presenciales de pacientes que se habían curado tras seguir su terapia; presentaron radiografías y análisis de sangre para documentar la veracidad de sus afirmaciones. (Como nota histórica interesante, las audiencias sobre la financiación del cáncer terminaron decantándose por un margen muy estrecho de votos a favor del enfoque químico y quimioterapéutico de los principales intereses farmacéuticos en lugar de decantarse por los enfoques nutricionales, mucho más naturales, propugnados por Max Gerson y otros. A veces me pregunto en qué medida ese punto de inflexión nos llevó a la terrible situación en la que nos encontramos actualmente y cómo habrían ido las cosas si se hubiese apostado por la otra opción).

Max Gerson era un médico de origen alemán que huyó de la Alemania nazi y trabajó junto a su amigo Albert Schweitzer en África antes de mudarse a Estados Unidos. Al principio de su carrera, estaba interesado predominantemente en desarrollar un enfoque alimentario eficaz como tratamiento para la tuberculosis. Con el tiempo, su enfoque dietético «libre de grasas» se utilizó ampliamente en los centros europeos de tratamiento de la tuberculosis, y Gerson se convirtió en un personaje bastante conocido a causa de esto. Cuando ya estuvo instalado en Estados Unidos, dirigió su atención al cáncer, y lo abordó con muchos de los principios que encontró eficaces en el tratamiento de la tuberculosis. Se suele creer que la terapia Gerson es un programa de desintoxicación basado en una dieta vegana, zumos vegetales y enemas de café, pero esta no es una interpretación precisa de la terapia y no refleja los argumentos con los que Gerson justifica su eficacia.

Gerson pensaba que el origen de la enfermedad es una alteración del gradiente adecuado de sodio-potasio entre el interior y el exterior de la célula. La consecuencia de esta alteración es que las células empiezan a acumular sodio, lo cual conduce a la enfermedad. Según él, la enfermedad se debe a que las células que no tienen este gradiente saludable de sodio y potasio son células no cargadas y, por lo tanto, están muertas, por lo que cada aspecto de su terapia estaba encaminado a la restauración de dicho gradiente.

No mucho después de que Gerson comenzara a aplicar su terapia contra el cáncer, en 1957, el científico danés Jens Christian Skou descubrió la bomba sodio-potasio que está incrustada en la membrana celular. La mayoría de los científicos convencionales creen que esta bomba se ocupa de transportar el sodio fuera de la célula y el potasio a su interior, lo cual ayudaría a explicar por qué las células de los mamíferos viven en un medio rico en sodio a la vez que contienen poco sodio.[1] Posteriormente, el doctor Gilbert Ling mostró que esta bomba no es lo que se decía que era. Existe, en efecto, pero la ciencia convencional ha entendido mal y ha exagerado su papel. Esto no debe impedirnos reconocer que el gradiente de sodio-potasio tiene una importancia capital. Aparte de la planta conocida como *digital* o *dedalera* (que analizaré en el capítulo seis), en el momento del descubrimiento de Skou no había ningún recurso práctico que permitiese trabajar con la bomba sodio-potasio para lograr el equilibrio adecuado entre estos dos elementos. Gerson pensó que si podía afectar a este equilibrio podría cambiar radicalmente las características energéticas de la célula y reducir, así, la probabilidad de enfermedad.

Por lo tanto, concibió una dieta basada en aumentar el potasio y reducir drásticamente el sodio. No se permitía ningún tipo de sal. A veces, incluso excluyó el apio, porque es una planta bastante única, ya que tiende a acumular sodio. La mayor parte de los alimentos de origen animal fueron excluidos no porque Gerson creyera en el poder curativo de la dieta vegana, como se interpreta erróneamente hoy en día, sino porque los alimentos de origen animal tienden a ser más ricos en sodio que los vegetales. De hecho, insistió en que se tomara jugo de hígado crudo fresco cada dos horas durante la fase intensiva de su programa e incluyó altas dosis de hormona tiroidea de origen animal, que según él estimulaba el equilibrio sodio-potasio y ayudaba a expulsar el sodio de las células y a hacer que el potasio volviese a entrar en ellas. Gerson pudo demostrar que, con el tiempo, esta ingesta de potasio extraordinariamente alta junto con una ingesta prácticamente nula de sodio tenía el efecto de cambiar el gradiente de sodio-potasio en toda la membrana celular.

Gerson también insistió en que sus pacientes usaran un exprimidor específico, el Norwalk, que ayudó a desarrollar, para hacer el zumo de zanahoria, remolacha, manzana y jugo de hígado que debían consumir en grandes cantidades todos los días. Actualmente concebimos los zumos como una estrategia de desintoxicación, pero esta no era su intención original. El exprimidor Norwalk era (y es) el único que dejaba la estructura energética del componente intracelular de las verduras exprimidas, con su potasio «adherido», lo suficientemente intacta como para que las células de sus pacientes pudieran absorberla. Actualmente sabemos que el componente intracelular de una zanahoria, una remolacha o una manzana es el agua estructurada, la cual retiene el potasio en su matriz. Al igual que el plasma de Quinton (pero sin usar vórtices), la terapia Gerson aprovechó la tendencia natural de todos los seres vivos a estructurar su espacio intracelular. El objetivo de Gerson era tratar de extraer este componente citoplasmático intracelular lo suficientemente intacto como para que fuese absorbido y utilizado por el paciente enfermo.

Cuando me informé sobre la terapia Gerson, los resultados me impresionaron tanto que fui, probablemente, el único médico de Estados Unidos que pidió a sus padres un exprimidor Norwalk como regalo de licenciatura. Gerson insistió en que su terapia estaba destinada al fracaso si no se utilizaba un exprimidor Norwalk. Estos exprimidores son muy caros, y albergaba la esperanza de que si tenía uno podría presentárselo a mis pacientes cuando siguieran la terapia Gerson. Unos treinta y cinco años después, todavía lo tengo, aún funciona, y sigo usándolo para hacer zumos, tinturas y otros preparados alimenticios. A lo largo de los años, probablemente he consumido miles de zumos de zanahoria hechos con este exprimidor, el cual he prestado a decenas de pacientes.

Otro componente fundamental de la terapia Gerson era la sopa, elaborada principalmente con raíces de plantas mezcladas con otros vegetales. Estos ingredientes fueron elegidos por su alto contenido en potasio y convertirlos en caldo era una forma de acceder a las proteínas que la matriz celular usaba a modo de «andamiaje». Por lo tanto, esta sopa constituía otra forma de incrementar la cantidad de potasio dentro de la célula y estructurar el agua intracelular. Este recurso es similar a otras estrategias contra el cáncer bien conocidas en las que se emplean grandes dosis de colágeno, como la terapia de cartílago del doctor John Prudden o los tratamientos con cartílago de tiburón. Todos estos enfoques son variaciones sobre el tema de hacer que el agua intracelular esté mejor estructurada y pase a ser más saludable.

Gerson incluyó los enemas de café como coadyuvante en la desintoxicación: su función es dilatar los conductos biliares, lo cual ayuda al hígado a expulsar las toxinas al intestino, desde donde serán evacuadas, de una manera más eficiente. Pero incluso esta estrategia básica de desintoxicación la concibió como una forma de ayudar a restaurar el equilibrio sodio-potasio al expulsar las toxinas acumuladas en el espacio intracelular. Una de las principales formas en que el gel intracelular se distorsiona es mediante la acción de toxinas que entran en las células. Estas toxinas se unen al gel y alteran su estructura. Y un gel distorsionado no es la configuración adecuada para excluir el sodio o «sujetar» el potasio. Como resultado, la exclusión del sodio disminuye, la carga de la membrana se debilita y finalmente la célula pierde su carga y, por lo tanto, su energía. Y las células desprovistas de carga se agrupan en un tumor. La eliminación de las toxinas acumuladas en las células a través de técnicas como los enemas de café ayuda a invertir esta situación favorable a la enfermedad.

La terapia Gerson incluye algunas otras cuestiones de menor calado, y actualmente se utiliza en todo el mundo como parte del tratamiento de pacientes con cáncer. Si se entienden adecuadamente todos los componentes de la terapia se verá que facilitan el gradiente mineral mencionado y que promueven la carga de las células. La dieta Gerson no debe promocionarse como una dieta vegana ni vegetariana, pues nunca lo ha sido. No tiene que usarse como una razón por la cual los humanos deberían adoptar una dieta vegana, a menos que se considere que comer grandes cantidades de hígado fresco es coherente con una dieta vegana. El programa de Gerson fue un enfoque brillante e innovador encaminado a la restauración del equilibrio sodio-potasio en la membrana celular. Incluso se publicaron estudios que mostraban que la terapia Gerson era una forma novedosa de aplicar los principios analizados por el doctor Ling en sus importantes trabajos sobre el papel del equilibrio sodio-potasio en la salud y la enfermedad humanas.[2] Lamentablemente, como este papel nunca fue correctamente entendido, ni siquiera por parte del mismo Gerson, su terapia no es la solución final al problema del cáncer.

A lo largo de los años, me ha entristecido ver cómo ha habido personas que han emprendido lo que sin duda es un enfoque arduo para el tratamiento del cáncer, con sus enemas de café cada dos horas y su ingesta abundante de zumos recién hechos, para obtener unos resultados distintos de los esperados. No hay duda de que muchos se han visto beneficiados por la terapia Gerson; hay estudios que lo confirman.[3] Y hay documentales que muestran historias de casos en que esta terapia ha tenido éxito. Sin embargo, muchas veces las cosas acaban de manera similar a como acabaron en el caso de mi amigo con cáncer testicular: al cabo de una década aproximadamente, el cáncer regresó, y no tuvo estómago para volver a seguir la terapia Gerson. Eligió la quimioterapia convencional, y la enfermedad no tardó en llevárselo.

La terapia Gerson debería ocupar un lugar en los anales de los enfoques terapéuticos eficaces contra el cáncer. Tiene mucho que enseñarnos sobre cómo abordar a los pacientes con cáncer, pero en mi opinión, debido a que Gerson no lo sabía todo sobre la dinámica del gel intracelular y el papel del citoplasma en la generación de la enfermedad, su terapia estaba destinada a no ser la definitiva en la búsqueda de un tratamiento realmente eficaz para los pacientes con cáncer.

CAPÍTULO SEIS

Los glucósidos cardíacos

A mediados de la década de 1990, antes de saber nada sobre los problemas que presentaba la teoría de la bomba sodio-potasio, me topé con investigaciones que mostraban que pacientes con cáncer que habían tomado preparados de digital habían obtenido mejores resultados que otros pacientes que no los habían tomado. Hace siglos que la digital, conocida también como dedalera, se utiliza para tratar las arritmias y la insuficiencia cardíaca congestiva. Se sabe que sus hojas contienen dos ingredientes activos, la digoxina y la digitoxina, y originalmente el remedio no era más que un preparado de hojas secas de la planta. Tanto la digoxina como la digitoxina inhiben la actividad de la bomba sodio-potasio uniéndose a uno de sus componentes proteicos, lo que conduce a que penetre calcio en las células, las cardíacas especialmente. El calcio estimula la contracción muscular, con lo que mejora la fuerza contráctil que el corazón puede generar; es lo que se conoce como *efecto inotrópico*. Esta mejora de la fuerza de contracción es la razón por la que la dedalera fue, durante siglos, el tratamiento central para la insuficiencia cardíaca congestiva, cuya causa se creía que era una fuerza contráctil débil generada por el corazón.

Con el paso del tiempo, se identificaron otros extractos de plantas y animales que afectan a la bomba sodio-potasio y tienen el efecto, por tanto, de incrementar la capacidad inotrópica (de contracción) del corazón. Entre estos extractos se encuentran la estrofantina-G, también conocida como ouabaína, procedente de la liana *Strophanthus gratus*; la bufalina, que se obtiene de la piel de los sapos (y posiblemente esté en el origen de los cuentos de hadas que giran en torno a besar sapos), y la oleandrina, extraída de la adelfa. Como suele ocurrir, a medida que se fueron investigando más estos glucósidos cardíacos, la historia se fue volviendo más compleja.

Resulta que los diversos glucósidos tienen distintas propiedades. Por ejemplo, la estrofantina-G es soluble en el agua, mientras que la digoxina es soluble en la grasa. Los distintos glucósidos también tienen efectos diferentes sobre el equilibrio sodio-potasio, y en algunos casos el efecto depende de la dosis. Por ejemplo, dosis bajas de estrofantina-G estimulan la bomba sodio-potasio, mientras que dosis altas la inhiben. Es posible que esto también sea aplicable a los glucósidos de la digital; la digoxina y la digitoxina pueden tener efectos biológicos ligeramente diferentes.

El trabajo de Gerson demostró que el cáncer está relacionado con desequilibrios en el gradiente de sodio-potasio, o tal vez incluso es causado por estos desequilibrios, de tal manera que resolver este problema puede tener un impacto en la evolución del cáncer. Por lo tanto, es razonable deducir que un remedio que pudiese restablecer este equilibrio podría tener un impacto positivo en los pacientes. Es decir, si hubiese un medicamento que estimulara una mejora del gradiente de sodio-potasio en la membrana celular, y restableciese así la carga de la célula, sería como la terapia Gerson en forma de píldora. De hecho, en la década de 1990 se llevó a cabo una investigación que demostró que la digital o la estrofantina-G, en dosis apropiadas, pueden restablecer el equilibrio sodio-potasio y ayudar a combatir el cáncer. Un estudio de 1999 publicado en *Oncology Reports* exponía lo siguiente:

> Este estudio constituye un seguimiento a largo plazo (durante 22,3 años) de ciento setenta y cinco pacientes con carcinoma de mama, de las cuales treinta y dos estaban siguiendo un tratamiento con digital cuando contrajeron este cáncer. Hubo una tasa de mortalidad más baja (del 6 %) debida al carcinoma de mama entre estas pacientes que entre las que no estaban tomando digital (el 34 % de estas fallecieron).[1]

Otros estudios examinaron el mecanismo por el cual la digital afecta a la progresión del cáncer. Un estudio de 1999 publicado en *Medical Hypotheses* señaló la capacidad que tiene esta planta de impedir la proliferación celular, incluso la capacidad de inducir la apoptosis (la muerte celular) en distintas líneas celulares malignas.[2] Otro de 2009 publicado en *American Journal of the Medical Sciences* llegó a una conclusión similar: señalaba que la digital inhibe la multiplicación celular e induce la apoptosis en múltiples líneas celulares de cáncer. «Es razonable esperar —señala el artículo— que la adición de digital a los tratamientos actuales contra el cáncer mejorará los resultados clínicos».[3] Y un artículo de 2006 publicado en *Breast Cancer Research and Treatment* afirmaba que «hay varios elementos de prueba que indican que la ouabaína y la digital, que es afín a esta, [...] poseen una potente actividad contra el cáncer de mama» e indicaba que esto constituía «un nuevo paradigma para el desarrollo de medicamentos contra el cáncer de mama».[4]

Lo relevante de estas investigaciones es que los glucósidos cardíacos, en particular la digitoxina y la estrofantina-G, en dosis apropiadas tienen un fuerte efecto estimulador de la bomba sodio-potasio, lo cual restablece la distribución saludable del sodio y el potasio en la membrana celular, lo cual a su vez restaura la carga y el buen funcionamiento de la célula. Esto es exactamente lo que trató de lograr Gerson con su intensa terapia.

Provisto de esta información en la década de 1990, me propuse obtener acceso a preparados de hojas de digital o semillas de *Strophanthus* para ayudar a mis pacientes con cáncer, pero diversos factores dificultaron mi búsqueda. Tanto la literatura médica como la historia dejaban claro que los preparados de digital elaborados con las hojas de la planta funcionaban mejor y eran menos tóxicos que la digoxina producida sintéticamente, que era el único medicamento de digital disponible en ese momento. Ocurría lo mismo con el *Strophanthus*; funcionaba mejor y era más seguro que el uso de la estrofantina-G producida químicamente como remedio aislado, ya que parece que las semillas contienen unos componentes sinérgicos necesarios sin los cuales la estrofantina-G es ineficaz. Después de muchos intentos fallidos, acabé por encontrar un herbolario que cultivaba o recogía dedalera en los campos y hacía una tintura con ella. La hice analizar para confirmar que contuviese tanto digoxina como digitoxina y la di a muchos de mis pacientes con cáncer de próstata, ya que ese era el cáncer con el que parecían obtenerse mejores resultados con la ingesta de preparados de digital.

Observé que el extracto de digital definitivamente ayudaba a evitar que el cáncer avanzase, regresase o se expandiese tan rápido. Los pacientes que lo tomaron afirmaron que se sentían mejor, que tenían más energía y que su calidad de vida había mejorado, aunque siguiesen teniendo el cáncer. Sin embargo, en ningún caso observé una reducción significativa del tamaño del tumor o del antígeno prostático específico (PSA, por sus siglas en inglés), un marcador sanguíneo para el cáncer de próstata. Llegué a la conclusión de que la digital era útil, pero no espectacularmente eficaz.

Como la digital puede ser tóxica en dosis demasiado altas, empezaba indicando una dosis baja a todos los pacientes, y les decía que tenían que hacerse un análisis de sangre exactamente una semana después de empezar a tomar el remedio. Como nos encontramos en la práctica médica, aunque la mayoría de las personas son bastante buenas siguiendo las instrucciones, inevitablemente siempre hay algunas que, al parecer, no las entienden bien. En cinco ocasiones por lo menos, los pacientes se sometieron al análisis *antes* de empezar a tomar el extracto. Cuando los llamé después de recibir los resultados del análisis y les dije que sus niveles sanguíneos eran demasiado bajos y que deberían aumentar la dosis, me respondieron que aún no habían comenzado a tomar las gotas, porque estaban esperando los resultados del análisis. Me sorprendió el hecho de que, si bien los niveles eran realmente bajos, en los cinco casos había niveles detectables de digoxina y digitoxina en la sangre, a pesar de que nunca habían tomado ni una sola gota de ningún preparado de digital en ningún momento de su vida. ¿Cómo era posible?

Resulta que la digoxina, la digitoxina y la estrofantina-G son compuestos naturales producidos en nuestra corteza suprarrenal que parecen regular el equilibrio sodio-potasio en las células del corazón. Las plantas digital y *Strophanthus* esencialmente producen copias bioidénticas de estas hormonas generadas endógenamente, que pueden usarse como remedio para incrementar el efecto. Esta estrategia es similar a la de darle a alguien hormonas tiroideas cuando su propia tiroides no produce las suficientes por sí sola.

Mi recorrido por el mundo de los glucósidos cardíacos estuvo lleno de sorpresas de este tipo. A finales de la década de 1990, un hombre brasileño me envió un correo electrónico para preguntarme si mis pacientes con cáncer que tomaban extracto de digital sufrían menos ataques cardíacos de lo que yo habría podido esperar si no estuviesen tomando dicho extracto. Me pareció una pregunta extraña, sobre todo porque no había razones para pensar que solo porque tenían cáncer de próstata iban a tener también una enfermedad cardíaca. En esos momentos, no sabía que hubiese ninguna conexión entre la digital y los ataques cardíacos. Por lo tanto, investigué esta conexión, y acabé escribiendo sobre la causa de los ataques cardíacos y su relación con los glucósidos cardíacos, el *Strophanthus* sobre todo.[5]

Poco después de recibir el correo electrónico mencionado, supe del trabajo del doctor Gilbert Ling, quien criticó la teoría de la bomba sodio-potasio y argumentó que la distribución del sodio y el potasio por la pared celular es, de hecho, el resultado de la configuración del agua estructurada en el espacio intracelular, el cual, cuando está sano, le da al citoplasma su consistencia y estructura de gel. Afirmó que esta estructura de gel puede existir en varias fases o configuraciones y que los cambios de fase o configuración permiten que la célula realice diversas tareas. La mejor manera de visualizar esto es imaginar una persiana veneciana. En una configuración, la persiana está cerrada y entra poca luz en la habitación. Luego, al girar la varilla, la configuración cambia y la luz inunda la habitación. Un solo giro afecta a todas las láminas delgadas que conforman la persiana.

Del mismo modo, hay varias fases o configuraciones posibles para el gel de nuestras células. La adición de algunas moléculas desencadena un cambio casi instantáneo en la fase o configuración de la totalidad del gel intracelular. Este cambio hace que se produzcan otros: se construyen nuevas proteínas, se expresan nuevas partes del ADN, los músculos se contraen o se relajan... Como ocurre con las persianas venecianas, no es necesario cambiar todas las moléculas de agua de la célula; solo con que se active el mecanismo de control, el resto de los efectos tienen lugar en cascada.

Ling dijo que hay muy pocos «absorbentes cardinales» —así es como llamó a las sustancias que usa la célula para desencadenar estos cambios de fase—. Una de esas sustancias que encontró fue la ouabaína, el glucósido cardíaco sobre el que he escrito ampliamente debido a la capacidad que tiene de mejorar la función cardíaca, ayudar con la insuficiencia cardíaca congestiva y prevenir ataques cardíacos y accidentes cerebrovasculares. Cuando leí el trabajo de Ling, todo empezó a cobrar sentido para mí. La estrofantina-G (la ouabaína) no actúa sobre la bomba sodio-potasio. Lo que ocurre es que es uno de los principales catalizadores, si no *el* principal, de los cambios de fase que tienen lugar dentro de nuestras células, las del corazón especialmente. Una vez que se incorpora la estrofantina-G, incluso en dosis casi infinitesimalmente pequeñas, se producen cambios dentro de la célula que excluyen el sodio y concentran el potasio, y la totalidad de la célula se ve revitalizada. La estrofantina-G, producida en nuestras glándulas suprarrenales y respaldada por un extracto derivado de las semillas de la liana *Strophanthus gratus*, es, como sospeché, la dieta Gerson en forma de píldoras o gotas.

Si bien hay mucho por hacer para comprender cómo usar los extractos de semillas de *Strophanthus* con los pacientes con

cáncer, hay una serie de estudios que ya han demostrado su uti-
lidad.[6] De todos modos, el problema de que su efectividad es
menos que espectacular significa claramente que estimular la
bomba sodio-potasio no lo es todo. Hay otros factores que deben ser explorados y comprendidos.

CAPÍTULO SIETE

Plantas y hongos medicinales

En todas mis conferencias y en todos mis libros, incluido este, analizo no solo el tema que trato, en este caso el cáncer, sino que también expongo una forma de ver el mundo. Si bien no puedo afirmar que mi forma de ver el mundo sea mejor, en ningún sentido, que la «habitual», creo que el enfoque subyacente que estoy defendiendo es pertinente a la hora de abordar la cuestión de cómo los seres humanos pueden y deben intentar comprender los temas complejos. Mi enfoque, que no es exclusivamente mío, es más sintético que analítico, más expansivo que reduccionista, y se basa más en las capacidades del individuo que en los dictámenes de cualquier autoridad. Intentaré ilustrar lo que quiero decir con algunos ejemplos.

En los primeros días de mi práctica hablaba por teléfono a menudo con algunos de mis colegas médicos antroposóficos de edad similar para analizar casos y desarrollar estrategias de tratamiento para distintas personas y afecciones. Todos teníamos enfoques médicos diferentes debido a que el entorno en el que habíamos crecido, nuestras bases de conocimiento y nuestros intereses eran diferentes, por lo que el proceso que compartíamos nos servía como una manera de escuchar distintos puntos de vista. Uno de mis colegas estaba interesado en la información basada en los datos sobre sus pacientes para que eso lo ayudase a diseñar las terapias. Una forma en que hacía esto consistía en realizar análisis minerales de la sangre, el cabello y la orina de muchos de ellos. Tomaba esta información y, utilizando distintas fórmulas, averiguaba qué suplementos minerales darles para incrementar los niveles que estaban demasiado bajos y reducir los que estaban demasiado altos. Tenía la esperanza de que con el tiempo, a medida que los niveles de minerales se fueran normalizando, los pacientes irían mejorando.

En una ocasión, tras reunir todos los datos pertinentes, me mostró los números y la fórmula que había ideado para lograr la normalización. Miré todo ello y le dije que me resultaba familiar. Fui a buscar mi frasco de sal marina celta, la única sal que le pongo a mi comida desde hace décadas. La sal marina celta es una de las pocas sales que están a la venta en la que sencillamente se evapora poco a poco el agua sacada del océano, de manera que quedan intactos todos los minerales presentes en la sal. El resultado es que este producto contrasta marcadamente con la sal de mesa normal que se vende, que por lo general no es más que cloruro de sodio ($NaCl$). Para mi sorpresa, descubrí que la fórmula compleja de mi amigo destinada a reequilibrar los niveles minerales de sus pacientes era casi idéntica a la composición de la sal marina celta.

No estoy criticando este enfoque más analítico en sí mismo, pero sí quiero señalar que a menudo se puede llegar a la misma conclusión sin necesidad de dar pasos analíticos y reduccionistas.

Como se indicó en el capítulo cuatro, la composición mineral de la sangre humana es idéntica a la que se encuentra en el mar. Todo ser humano, en su búsqueda por mantener o mejorar su salud, debe evitar estrictamente todos los preparados de sales o minerales procesados o no equilibrados. Si te falta calcio, por ejemplo, y tomas un suplemento de calcio, esto afectará a la cantidad de fósforo presente en tu sangre, lo cual, a su vez, tendrá un impacto sobre tus tejidos y células. Entonces tomarás un suplemento de fósforo, pero esto afectará a la cantidad de sílice que haya en tu sangre, lo cual repercutirá en la cantidad de hierro, etc. En una ocasión recorrí este camino frustrante y fútil, hasta que levanté las manos y dije: «¡Al diablo con esto! Tomaré sal celta y probablemente estaré bien». A veces digo que este camino es «la medicina de la complejidad», con lo cual quiero indicar que el ser humano y la vida misma son tan complejos que son básicamente incognoscibles. Ante esta complejidad, utilizo un enfoque que implica tratar de encontrar algunas verdades básicas que puedan guiarnos. Una de estas verdades es que los humanos necesitamos estar expuestos a todos los minerales que existen en proporciones similares a las que se encuentran en nuestra sangre o en el mar. Hay razones científicas contundentes que explican que esto sea así, razones que se manifiestan si uno adopta el pensamiento sintético que contempla el panorama general.

En la década de 1980 conocí el trabajo de Louis Kervran sobre el tema de las transmutaciones biológicas.[1] En la clase de Ciencias se nos enseña que los elementos de la tabla periódica son unidades básicas inalterables. Es decir, el calcio es siempre calcio; no se crea de nuevo ni se transforma en zinc, hierro o cualquier otro elemento. Este es un principio científico axiomático. Lo que Kervran señaló es que si se examina un sistema cerrado de la naturaleza, como un huevo de ave, se verá que los elementos que conforman un huevo recién puesto son diferentes de los elementos que conforman el pollito recién nacido. Un huevo es un sistema perfecto para ser estudiado porque no hay posibilidad de que se incorporen elementos en él durante el transcurso de su maduración; está completamente cerrado y su contenido no interactúa con el mundo exterior. Lo curioso de este ejemplo es que aunque la postura científica al respecto es que el cambio que se produce es imposible, también es obvio que sucede algo profundo cuando una yema de huevo se convierte en un pollito. No es sorprendente, por lo tanto, que el polluelo esté constituido por elementos diferentes de los que conforman la yema y la clara.

El proceso no consiste en una mera reorganización de los elementos para que el contenido del huevo pase a ser el de un pollito; la transformación que tiene lugar es más profunda que eso. Esto es obvio para cualquiera a menos que la ciencia lo convenza de lo contrario.

Kervran incluso fue más allá y explicó en detalle los tipos habituales de transformaciones que tienen lugar en la naturaleza. Por ejemplo, parece que los sistemas vivos no tienen dificultades para transformar el sílice en calcio. Esto explica el entusiasmo con el que las gallinas ponedoras comen trocitos de sílice, llamados *mica*, los cuales no contienen calcio, si bien los agricultores saben que dan lugar a unas cáscaras de huevo gruesas y saludables. Para la ciencia, esto no tiene sentido. Para alguien que deje que el fenómeno hable por sí mismo sin imponerle prejuicios, la transformación es simple y fácil de entender.

Cuando se enfrentan a ejemplos como este, la mayoría de los científicos dicen que la energía requerida para lograr este tipo de transmutaciones debería ser mayor que la que generan los reactores nucleares más potentes. Pero aunque los reactores nucleares, de hecho, producen la energía que puede conseguir algunas de estas transformaciones minerales, no es posible que esa cantidad de energía exista dentro de un polluelo o un huevo. Entonces, las transformaciones que acontecen dentro de un huevo son imposibles..., pero ocurre que tienen lugar, como es obvio. Esto solo puede significar que la energía vital de cualquier ser vivo es, de hecho, más potente que la que puede producir cualquier reactor nuclear que se haya diseñado. (Y cuando digo *energía* no estoy haciendo referencia a una capacidad destructiva, sino creativa. Aunque sabemos cómo construir sistemas y dispositivos energéticos que destruyen, por desgracia no tenemos ni idea de cómo crear sistemas que sostengan y apoyen la vida).

Lo que intento decir es que hay al menos dos vías de conocimiento principales. La primera es la vía analítica, reduccionista y mecanicista de la ciencia. La segunda es un enfoque más sintético, intuitivo y observacional. Aunque necesitamos ambas, la segunda es más efectiva a la hora de trabajar con los sistemas vivos y de abordar el ámbito de la curación. Cuando las dos vías están en conflicto, como ocurre a menudo en la actualidad, el enfoque predeterminado debe ser confiar en el propio instinto y las propias observaciones.

Hay una creciente desconexión entre lo que se nos dice, y en particular lo que se nos dice que pensemos, y los hechos que observamos en nuestra propia vida. Debemos aprender a dejar de confiar en los expertos, especialmente cuando sus conclusiones contradicen nuestra propia experiencia. Vemos este fenómeno una y otra vez en el ámbito de la medicina contra el cáncer. Muy a menudo la gente dice que a su ser querido le estaba yendo bien, se dejó convencer de seguir una terapia convencional contra el cáncer y, poco después, ese ser querido estaba muerto.

Cree lo que ves con tus propios ojos y confía en que tu corazón te lleve en la dirección correcta.

Tras esta introducción, veamos algunas plantas y hongos medicinales que históricamente se han usado para tratar el cáncer, y que yo mismo he utilizado durante más de treinta años con muchos cientos de pacientes. La mayor parte de los tratados sobre el cáncer y las plantas y hongos medicinales presuponen que las causas habituales del cáncer se encuentran en el núcleo de la célula y tienen que ver con el ADN, e intentan comprender los fundamentos de los beneficios de estas plantas y hongos desde esta perspectiva. Es decir, adoptan un enfoque reduccionista, químico y basado en las investigaciones para estudiar estos remedios. Como acabo de describir, mi enfoque es diferente. Siempre empiezo con una visión panorámica; parto de una perspectiva amplia acerca de la enfermedad y a continuación examino la vida de la planta para ver cómo interactúan ambas. No me opongo a incorporar el enfoque reduccionista a esta exploración, pero si empezamos por este, a menudo los árboles no nos dejan ver el bosque. La primera pregunta que hay que hacerse es qué tiene que decirle la planta o el hongo al ser humano. Esta pregunta es, al fin y al cabo, lo que llevó a descubrir que ciertas plantas y hongos podían ser agentes curativos.

El hongo *chaga*

El primer principio en el enfoque macroscópico destinado a comprender las plantas y hongos medicinales es entender lo que históricamente se ha llamado la *doctrina de las signaturas*. Esta doctrina nos invita a comprender la función terapéutica de una planta o un hongo comparando sus características con la enfermedad en cuestión. El cáncer, cualesquiera que sean sus causas subyacentes, se manifiesta como un tumor en el exterior o el interior del cuerpo de la persona afectada. Es un bulto irregular, caótico y desorganizado que generalmente es más denso y tiene una textura más de tipo mineral que el tejido circundante. Algunos tumores cancerosos, en particular el mortal melanoma del cáncer de piel, son masas negras de células desorganizadas. Todas estas características del melanoma describen el hábito de crecimiento normal del hongo parásito poliporoso llamado chaga o *Inonotus obliquus*.

En mi descripción de varias plantas y hongos medicinales para el cáncer, a menudo surgirá el tema del desarrollo parasitario; es el hábito de crecimiento de la mayoría de los tumores sólidos. El hongo chaga, utilizado durante milenios como remedio contra el cáncer en Siberia y otros lugares del norte, crece como una masa negra, caótica y densa, hasta el punto de tener una textura casi mineral. Es un hongo que crece casi exclusivamente en los abedules de los bosques nórdicos. Se alimenta de «chupar» la savia de los árboles, como el cáncer, que «roba» sus nutrientes de la sangre del paciente. Sin embargo, el hongo chaga no mata a su huésped, a diferencia del cáncer, sino que llega a establecer una relación estable e incluso armoniosa con él. Esta relación es importante para comprender su potencial terapéutico. Algunos estudiosos del hongo chaga han indicado que es posible que los abedules que lo acogen presenten alguna ventaja inherente respecto a los que no lo hacen. En otras palabras: podríamos decir que el hongo chaga nos muestra el camino hacia la curación a través de la convivencia, incluso con lo que podría ser un parásito mortal. La lección es que tengamos cuidado con lo que matamos. Esta es una lección que también hemos aprendido por las malas a través del uso de antibióticos que matan nuestra flora intestinal beneficiosa en nuestra búsqueda equivocada de librar al cuerpo de infecciones.

Oí hablar por primera vez del uso del hongo chaga para el cáncer en la adolescencia. Entonces era un ávido lector de novelas rusas. En la novela supuestamente autobiográfica *Pabellón de cáncer*, de Aleksandr Solzhenitsyn, el autor describe los horrores que se vivían en un pabellón de cáncer siberiano al que eran enviados los presos políticos que tenían esta enfermedad. Cuando el personaje principal desarrolló un cáncer mortal (probablemente un melanoma), escapó al bosque en lugar de someterse a los horrores del «tratamiento» que se aplicaba en el pabellón. En el bosque, le dieron una infusión hecha con un hongo que crecía en los abedules (solo podía haber sido chaga), la cual lo curó de su enfermedad, y finalmente pudo escapar del Gulag. No olvidé esa descripción espectacular del poder curativo del hongo chaga y volvió a despertar mi interés años más tarde, cuando leí que Rudolf Steiner pensaba que los abedules eran muy significativos para las enfermedades de la piel, incluido el cáncer de piel. Sabedor de la notable similitud que hay entre el hábito de crecimiento y el aspecto del chaga con los del melanoma, consulté la literatura médica y descubrí que los abedules sintetizan una proteína llamada *betulina*, la cual tiene una actividad protectora contra muchos tipos de células cancerosas, especialmente el melanoma.[2] No me sorprendió descubrir que el hongo chaga recoge betulina de la savia del abedul y la concentra en su cuerpo fructífero, que es la parte utilizada para hacer la infusión de chaga.[3] En el caso de este hongo, el enfoque sintético aplicado a entender una planta o un hongo como remedio es perfectamente coherente con el enfoque reduccionista.

Como indicó Goethe, debemos aprender a leer el libro de la naturaleza; de esta manera, la planta o el hongo mostrarán caminos de curación para cualquiera que esté abierto a verlos. Debemos ver el cuadro general, la declaración que ese vegetal hace al mundo. Nos explica cuál es el lugar que ocupa en la naturaleza y la relación que tiene con el ser humano. El hongo chaga dice, esencialmente: «Soy la manera de restablecer el equilibrio y la armonía cuando aparezcan bultos negros en tu piel que amenacen con desbordar tu vida. Puedo ayudarte a volver a esa relación armoniosa que yo mismo he encontrado con mi amigo el abedul». A continuación se puede usar la ciencia reduccionista para confirmar este punto de vista. En el caso del hongo chaga, ambos enfoques coinciden perfectamente.

El siguiente paso consiste en administrar el remedio y observar lo que sucede. Por ejemplo, tuve una paciente con melanoma que se encontraba en una situación peligrosa que consumió el chaga como infusión y también como extracto alcohólico; cada una de estas opciones lleva concentradas distintas sustancias químicas y varios elementos del hongo. Mi paciente tenía unos sesenta y cinco años cuando experimentó la recidiva de un melanoma maligno que le habían encontrado y extirpado tres años antes. En el caso de los melanomas, la recidiva suele estar asociada con un mal pronóstico. Como hay pocos tratamientos médicos convencionales eficaces para las personas que tienen un melanoma maligno, me buscó para recibir una atención alternativa. Cinco años más tarde, para sorpresa de sus oncólogos convencionales y un especialista en melanomas, se ha librado de la enfermedad, y afirma gozar de mejor salud ahora que cinco años atrás. El único problema durante esos cinco años fue una pequeña mancha que se vio en un escáner cerebral que desapareció rápidamente con el uso de agujas de acupuntura de plata. Por lo demás, el eje de su terapia fue un cambio alimentario en la línea de lo que describo en el capítulo doce, unos pocos años de terapia de muérdago y abundantes infusiones de chaga y tintura de chaga.

Esta es solo una historia, y tomar chaga es solo uno de los muchos cambios que efectuó esta paciente en su vida, pero a lo largo de los años, muchos de mis pacientes con melanoma han desafiado las probabilidades desfavorables y han vivido una vida larga y saludable únicamente con una buena dieta y el hongo chaga. (En mi opinión, el chaga puede considerarse casi una terapia específica para el melanoma). Y en relación con cada buen resultado que he visto con el melanoma, y con muchos de los buenos resultados que he visto con varios tipos de cáncer, la respuesta que me han dado siempre los pacientes años más tarde ha sido «me atuve a la dieta», o «nunca me salté una inyección de muérdago», o «tomé infusión de chaga (o gotas de chaga) todos los días». No estoy diciendo que estos casos demuestren la eficacia del hongo chaga, pero tras haber gastado miles de millones de dólares a lo largo de cincuenta años de esfuerzos que han desembocado en avances muy escasos o nulos, ¿no podríamos convenir en que es hora de examinar al menos este nuevo enfoque, tanto en lo relativo a la forma de entender la enfermedad como en lo relativo a los remedios que utilizamos? El hongo chaga debe estar incluido en el debate.

La bardana

Una planta que debe tenerse en cuenta en el empeño por comprender y tratar el cáncer es la humilde bardana, también conocida como *Arctium lappa*. Soy uno de los fundadores de la empresa de vegetales y especias en polvo de mi familia, Dr. Cowan's Garden, y también el responsable del huerto. Puesto que nuestro huerto está ubicado en Napa, una excelente región vinícola, dentro de un viñedo ecológico, es importante para mí comprender la naturaleza de todas las plantas que cultivamos. En particular, tenemos cuidado de no introducir especies invasoras. Es por eso por lo que aunque me encanta comer bardana y tenemos polvo de bardana de cultivo ecológico en nuestra línea de productos, nunca tendremos esta planta en nuestro huerto. Agradezco que haya personas que tengan huertos de bardana de cultivo orgánico de los que podamos obtener nuestro producto, porque esta planta anodina y poco vistosa tiene una característica notable: la capacidad de invadir todo a su paso. Como sabrá cualquiera que pase tiempo en el bosque, la bardana produce unas cabezuelas que dejan en ridículo al velcro por la capacidad que tienen de adherirse a lo que tocan. Las cabezuelas de la bardana terminan en tu ropa, pegadas a tu piel y en el pelaje de tu perro. Y una vez que haya crecido una mata de bardana en tu huerto o en tu propiedad, nunca la erradicarás, hagas lo que hagas. Se propagará a través de las semillas contenidas en las cabezuelas, que los animales llevarán a zonas alejadas de tu propiedad. La tenacidad y el carácter invasivo son, en síntesis, las cualidades de la bardana.

¿Resulta sorprendente, entonces, que frente al cáncer, una enfermedad cuyo peligro proviene de su tenacidad, su carácter invasivo y la casi imposibilidad de erradicarla, veamos la humilde raíz de la bardana como un ingrediente predominante en todos los remedios herbales famosos, prácticamente en todos los continentes? Es como si las plantas pintaran un mosaico con las distintas cualidades de cualquier enfermedad que pueden ayudar a abordar. El cáncer es la dolencia más tenaz y agresiva a la que puede enfrentarse un ser humano. Una vez que ha «aterrizado» en una persona, hay que librar una batalla continua para erradicarlo. Esta tenacidad es la naturaleza de la bardana. Este tipo de pensamiento sintético no solo nos ayuda a comprender la enfermedad, sino que también abre un camino terapéutico.

Vale la pena que verifiquemos nuestra comprensión sintética de la bardana con el enfoque reduccionista. Numerosos estudios confirman el potencial terapéutico de la raíz de bardana, que contiene un compuesto de lignano llamado arctigenina, para los pacientes con cáncer. Un estudio reciente confirma que el potencial terapéutico de la raíz de bardana se fundamenta en la capacidad que tiene de privar a los tumores de la glucosa que necesitan para alimentar su crecimiento.[4] Otro estudio muestra el efecto combinado del té verde, la curcumina y la raíz de bardana en las células del cáncer de mama.[5] Y, finalmente, una revisión de 2018 resume décadas de estudios que muestran el potencial terapéutico de la raíz de bardana en varios tipos de cáncer, incluidos el de estómago, pulmón, hígado y colon, gracias a la arctigenina que contiene.[6] Cambiar la forma de pensar abre nuevas vías de curación; de otro modo, permanecemos encerrados en un callejón sin salida lleno de detalles y fracasos terapéuticos.

La cúrcuma

En la actualidad, la mayoría de las personas han oído hablar del potencial terapéutico de la raíz de la cúrcuma (*Curcuma longa*) y su ingrediente activo, el polifenol curcumina, en el tratamiento de diversas enfermedades. Hay casos, informes y estudios que muestran que la cúrcuma (la curcumina) constituye un tratamiento eficaz para la artritis, las enfermedades neurodegenerativas como el alzhéimer y la inflamación crónica. En el último recuento había cuatro mil seiscientas sesenta referencias, en PubMed, a la curcumina y el cáncer. Si bien no todos los estudios muestran unos efectos espectacularmente positivos, en estos momentos no hay duda de que la cúrcuma (la curcumina) es un remedio potente para muchas afecciones, el cáncer entre ellas. Actualmente se está buscando la estrategia para hacer que sea tan efectiva y esté tan biodisponible para los pacientes como sea posible.

Conocí la cúrcuma (la curcumina) como medicamento a principios de la década de 1980. Al estudiar medicina antroposófica, aprendí sobre un grupo de medicamentos llamados *dorones*, que eran fórmulas que Rudolf Steiner dio directamente al grupo de médicos a quienes estaba formando. Cada dorón estaba pensado específicamente para un órgano, una función o una enfermedad, y la palabra *dorón* significaba más o menos 'regalo para'. Por lo tanto, el cardiodorón era un regalo para el corazón, el renodorón era un regalo para el riñón, etc. Steiner no solo detalló la composición de los dorones, sino que también dio instrucciones precisas sobre cómo había que hacer los remedios. La elaboración era diferente en cada caso, y se basaba en algún principio relevante para el órgano al que se quería afectar. El cardiodorón, por ejemplo, se elaboraba bajo ciertas condiciones de temperatura debido al conocimiento que tenía Steiner de la conexión existente entre el corazón y el calor. Uno de los dorones más importantes era el coleodorón, o regalo a la bilis (o a la vesícula biliar). La composición del coleodorón es la raíz de dos plantas bien conocidas por la medicina tradicional y herbaria: la cúrcuma y la celidonia mayor. Curiosamente, estas dos plantas medicinales se están estudiando actualmente por sus efectos anticancerígenos.

La vesícula biliar y los conductos biliares constituyen, juntos, un conducto de evacuación para que la bilis vaya del hígado al intestino delgado. La analogía que mejor describe la situación es concebir que la función principal del hígado es recibir y contener la basura del cuerpo (los productos de desecho) para que el flujo de la bilis «la saque a la calle». El hígado utiliza sus diversas enzimas y vías de conjugación para hacer que los desechos sean solubles a través de las conversiones realizadas por las enzimas, y a continuación disuelve estas toxinas, ahora solubles, en la bilis. Después, la bilis fluye desde el hígado hacia el duodeno, donde las toxinas disueltas se mezclan con las heces y son expulsadas del cuerpo.

Si alguno de estos pasos, conocidos también como fase 1 y fase 2 de la desintoxicación del hígado, presenta problemas, puede aparecer una enfermedad. Si las enzimas hepáticas son ineficaces o débiles, no están presentes o tienen un funcionamiento defectuoso en algún sentido, no podemos convertir en solubles las muchas toxinas a las que estamos expuestos los seres humanos. Si esta conversión no se produce, las toxinas no se pueden excretar fácilmente, y esto es el origen de numerosos problemas. También puede ocurrir que el hígado funcione correctamente pero el flujo biliar sea débil; en este caso, el cuerpo puede llenarse de toxinas solubles, igual que se llenaría de basura una casa en la que nadie la sacase fuera. Esta segunda circunstancia también puede dar lugar a una enfermedad grave.

Desde que existe la medicina herbaria ha habido plantas medicinales que se han usado por su efecto colerético (es decir, por su capacidad de estimular la producción de bilis). No es casualidad que casi todas ellas tengan una «savia» amarga de color amarillo en sus raíces. Tres de las más conocidas son la cúrcuma, la celidonia mayor y el sello de oro; esta última se utiliza mucho para tratar las infecciones. Se podría decir que lo que tienen en común todas las plantas coleréticas es que concentran sustancias biliares, amargas y amarillas en la raíz. Al ser ingeridas, estas sustancias estimulan el flujo biliar; el efecto es similar al final de las huelgas de recogida de la basura que muchas veces amenazaron con colapsar ciudades como Nueva York: la bilis puede fluir, el cuerpo puede deshacerse de las sustancias tóxicas y el hígado vuelve a gozar de libertad para hacer su trabajo. Sin un flujo biliar potente nos convertimos en una «sopa tóxica»: al principio somos propensos a padecer infecciones (es sabido que la bilis estancada es un medio en el que es fácil que proliferen los patógenos) y después somos propensos a padecer el problema de toxicidad que llamamos cáncer. Es por este motivo por el que los enemas de café y muchas otras estrategias de desintoxicación forman parte de todos los programas holísticos destinados a combatir el cáncer. El café administrado como un enema dilata directamente el conducto biliar común, y esta es posiblemente la acción más contundente y directa que pueda llevarse a cabo para mejorar el flujo biliar. Para mí, esta es la razón principal por la que la cúrcuma (la curcumina) es un remedio contra el cáncer muy potente. No niego que la curcumina tenga efectos directos sobre la multiplicación y las propiedades de las células cancerosas, pero para que la cúrcuma ocupe el lugar que le corresponde como terapia contra el cáncer, no debemos perder de vista la planta en sí, que nos dice en voz alta lo siguiente: «Soy una planta que, a través de mi amargor amarillo, estimulo el flujo biliar y tu capacidad de mantenerte libre de la basura no deseada».

Hay algunos indicios interesantes de que en el pasado las hierbas medicinales eran más efectivas que hoy en día. Si bien esto podría deberse a muchos motivos, hay tres posibilidades que creo que son especialmente relevantes. En primer lugar, a partir de la lectura de libros de medicina tradicional o sobre el estilo de vida de pueblos indígenas, más los dos años en que estuve viviendo en el África rural y tradicional, vi claro que las hierbas ocupaban un lugar muy diferente en la vida de las personas de costumbres tradicionales del que ocupan en la vida del individuo occidental moderno. Los nativos de la India, en las zonas rurales, generalmente comían entre dos y seis cucharadas diarias de cúrcuma, siempre disuelta en manteca y mezclada con pimienta negra. Las investigaciones modernas han mostrado que debemos tomar la curcumina con grasa para que nuestro cuerpo la absorba y que mezclar la cúrcuma con pimienta negra también facilita la absorción. Hay una gran diferencia entre comer cúrcuma como parte de la dieta diaria y tomarla como una píldora, por más sofisticado que sea el vehículo de administración del fármaco. No niego que la curcumina, si contase con un vehículo de administración adecuado, podría ser un «medicamento» de quimioterapia efectivo y más seguro que los que usamos hoy en día, pero creo que no debemos pasar por alto el hecho de que el principal efecto terapéutico de la cúrcuma es la estimulación de la bilis, algo que solo puede tener lugar como resultado de comer la cúrcuma.

La segunda razón por la cual las hierbas son menos efectivas hoy en día es que nuestra flora intestinal está desequilibrada. Cuando ingerimos hierbas, nuestros microbios intestinales tienen que convertirlas en metabolitos secundarios para que nuestro cuerpo pueda utilizarlas. Si nuestra flora intestinal está desequilibrada, como ocurre en el caso de casi todas las personas modernas, esta conversión no se produce. Por este motivo, siempre que usemos remedios herbarios debemos hacerlo junto con la aplicación de un programa de restauración intestinal.

Finalmente, muchas hierbas son ineficaces porque la gente cultiva las especies equivocadas, las cultiva en lugares que no son adecuados para la concentración de los componentes activos de la planta o las técnicas de cultivo dan lugar a plantas poco saludables, incluso tóxicas. No existe ninguna hierba efectiva para el cáncer o para cualquier otra dolencia que haya crecido en suelos tratados con glifosato (Roundup), ya que este inhibe la formación de los metabolitos secundarios de las plantas, que son los ingredientes activos en la prevención de las enfermedades. Si queremos sacar el mejor partido a nuestra terapia, y siempre nos conviene hacerlo en el tratamiento del cáncer, necesitamos contar con las mejores hierbas cultivadas de forma tradicional en el lugar que mejor se adapte a ellas. Necesitamos el cardamomo de los bosques nublados de Guatemala, la nuez moscada de las islas Zanzíbar (situadas frente a Tanzania) y la cúrcuma de las granjas biodinámicas de la India o las islas hawaianas. La diferencia se puede saborear, oler y sentir. Las hierbas cultivadas en su «hogar» pueden expresar su verdadero potencial. Y si estás lidiando con una enfermedad grave, es esencial que ingieras plantas que manifiesten todo su poder; solo entonces tienen una capacidad verdaderamente sanadora. Más adelante, en el capítulo doce, te ofrezco consejos sobre cómo incorporar la cúrcuma en tu propio programa de curación.

La *ashitaba*

La *ashitaba*, también conocida como *Angelica keiskei*, es una planta bastante nueva para mí. Es el único miembro comestible de la familia de plantas *Angelica*, cuyo exponente más famoso es la *Angelica archangelica* (angélica). Al parecer, la planta que lleva este nombre tan auspicioso, que significa 'regalo de los arcángeles a los ángeles', se colgaba en todas las puertas de entrada de la Europa medieval como la única forma efectiva de evitar la peste. La *ashitaba* es originaria de la cuenca del Pacífico, y se cultiva principalmente en ricos suelos volcánicos de Japón, Filipinas e Indonesia. Esta planta presenta algunas características notables que hacen que valga la pena explorarla.

En primer lugar, la *ashitaba* es uno de los vegetales más nutritivos que se pueden comer. Al contener más nutrientes por gramo que otros supervegetales como la col rizada, y al ser rica en vitaminas y minerales solubles, vale la pena incluirla en la dieta aunque sea solamente como fuente de vitaminas, minerales y fitonutrientes. Pero la verdadera magia de la *ashitaba* reside en la espesa y pegajosa savia amarilla que brota del tallo cortado.

Una de las principales razones por las que nuestra familia fundó Dr. Cowan's Garden fue tratar de poner la *ashitaba* a disposición de los consumidores estadounidenses. Hay algunas infusiones o polvos de *ashitaba* disponibles en Internet, pero ninguno es realmente de cultivo ecológico, y ninguno tiene el sabor, el olor o el aspecto de la verdadera *ashitaba*. Como encargado del huerto de nuestra empresa familiar, tuve que aprender a cultivar suficientes plantas de *ashitaba* en Napa para satisfacer la creciente demanda. Esto a pesar de que un productor asiático nos dijo que nunca conseguiríamos que esta planta creciera en California.

Durante mi batalla de tres años con la *ashitaba*, aprendí mucho sobre la planta y las razones por las que puede tener un papel importante en el mundo de la terapéutica contra el cáncer. En primer lugar, la *ashitaba* contiene una fuerza vital y de crecimiento potente, que es tal vez la razón por la que es conocida también como *hoja del mañana*. Este nombre surgió porque si se corta una hoja hoy, mañana habrá una nueva en su lugar. Esta potente fuerza de crecimiento, que si no se controla es similar al crecimiento descontrolado que llamamos cáncer, parece que está mitigada por una especie de «fármaco de quimioterapia natural» que se encuentra en el tallo de la planta, llamado *chalcona*. Las chalconas pertenecen a la familia de las cetonas aromáticas, que son unas sustancias grasas asociadas con los cuerpos cetónicos (ver el capítulo ocho, dedicado a la dieta cetogénica). Estas chalconas son potentes antioxidantes y actualmente se están investigando mucho por la capacidad que tienen de detener diversos tumores cancerosos. Un extracto de un artículo de revisión sobre el potencial de las chalconas de la *ashitaba* en el ámbito de la oncología afirmaba lo siguiente: «Según los estudios actuales, las chalconas son altamente multifuncionales y afectan a casi todas las acciones de las células tumorales, como la multiplicación, la proliferación, la invasión y la metástasis».[7]

Es decir, las chalconas de la *ashitaba* abordan muchos aspectos de las células cancerosas: su capacidad de multiplicarse, proliferar, extenderse e invadir otros tejidos. Así como hace unas décadas se descubrió que los tejos contenían unas sustancias químicas llamadas *taxanos* que detenían la expansión del cáncer, es posible que uno de los próximos grandes descubrimientos sea el potencial de las chalconas de la *ashitaba*. Creo que tendríamos más éxito y contaríamos con mayor seguridad si en lugar de centrarnos continuamente en una sola sustancia producida por las plantas trabajáramos con la totalidad de ellas.

La *ashitaba* requiere muchos cuidados para crecer. Aprendí que cualquier error (demasiado calor, poca agua, plagas de taltuzas, etc.) hacía que la planta de *ashitaba* se debilitara y su savia pasara a ser escasa o a estar aguada. Ocasionalmente lo hicimos bien y fuimos recompensados con una savia amarilla muy espesa, aromática y pegajosa, rica en chalconas. Es esta savia, procedente de una planta saludable, la que tiene potencial curativo, un potencial que hay que hacer aflorar con mucha habilidad y una gran paciencia. Consulta el apéndice A para ver dónde comprar polvo de *ashitaba*.

El muérdago

Nuestra planta final es el rey indiscutible de los medicamentos naturales contra el cáncer: el muérdago. No hay ningún otro remedio natural que cuente con una historia tan larga de uso (más de cien años), ensayos clínicos e investigaciones básicas. El uso clínico y las investigaciones demuestran inequívocamente que el uso del muérdago para el cáncer es seguro,[8] extiende la calidad de vida cuando se emplea en ensayos clínicos con pacientes con cáncer,[9] trata con éxito los derrames pleurales derivados del cáncer de pulmón,[10] mejora la supervivencia de los pacientes con cáncer de pulmón en estadio cuatro[11] y mejora la supervivencia de los pacientes con cáncer de páncreas en estadio cuatro.[12] Además, en algunos casos el uso del muérdago puede dar lugar a remisiones, como ocurrió con un paciente con linfoma no Hodgkin[13] y con una paciente cuyo cáncer se había extendido en metástasis hasta el cráneo.[14] La implantación de extractos de muérdago en la vejiga de pacientes con cáncer de vejiga se ha asociado con mejores resultados y, en ocasiones, una remisión completa.[15] Y decenas de artículos publicados documentan el mecanismo por el cual los extractos de muérdago tienen un efecto positivo en todos los marcadores y parámetros asociados con el proceso del cáncer, incluido uno en particular que compara el mecanismo de acción de los extractos de muérdago con el de las toxinas de Coley.[16] Sin duda, la acción de los extractos de muérdago debe considerarse demostrada en los anales de las intervenciones terapéuticas que mejoran el pronóstico para los pacientes con cáncer. Aquí quiero abordar las cuestiones siguientes: ¿qué es el muérdago? ¿Cómo actúa? ¿Y cómo encaja con mi tesis central de que el cáncer es fundamentalmente un problema del agua citoplasmática?

Durante más de treinta y cinco años de práctica médica he tratado a casi todos mis pacientes con cáncer, varios centenares, con algún tipo de muérdago. Esto me ha proporcionado mucha experiencia sobre la forma de usar el muérdago y lo que podemos esperar de él. A partir de esta experiencia, aunque sigo considerando que la terapia de muérdago es la columna vertebral de cualquier tratamiento holístico contra el cáncer, he llegado a la conclusión de que no es la terapia perfecta. También espero dejar claras las razones por las que el muérdago no puede ser considerado el punto final en el tratamiento del cáncer, si bien es un paso útil en el camino.

En general, mi experiencia con el muérdago es que los pacientes que, normalmente como resultado de una intervención quirúrgica, no tienen una enfermedad activa (según las exploraciones pertinentes), se ven muy beneficiados por esta planta. La paciente con melanoma de la que he hablado anteriormente en este capítulo y que consumió el hongo chaga con muy buenos resultados sigue estando viva, bien y sana cinco años después de su recidiva. Este es un resultado extremadamente inusual en el caso de los pacientes con melanoma, y es probable que el muérdago contribuyera a él.

Otra paciente me consultó sobre la osteoporosis y el dolor de espalda que contrajo tras seguir el tratamiento convencional contra un agresivo cáncer de trompa de Falopio. Después de que el cáncer reapareció en los ganglios linfáticos y la pelvis, fue sometida a radioterapia, y acabó con mucho dolor de espalda y diversas fracturas vertebrales. Describió así la situación: «Varias fracturas en la columna me llevaron a encontrar al doctor Thomas Cowan. Curó mis huesos en cuestión de semanas por medio de sustancias naturales. Me preguntó qué estaba haciendo respecto a mi cáncer. Le respondí que nada, que esperaba que se hubiera ido».

En general, esta es una situación en la que el cáncer suele reaparecer, por lo que le recomendé que tuviese una actitud proactiva y siguiese la terapia de muérdago. Estuvo bien durante años hasta que, como suele ocurrir, su marido, que era médico, sufrió su propia crisis de salud. El estrés que padeció mi paciente, junto con el hecho de que dejó la terapia de muérdago durante una temporada agitada, coincidió con otra recidiva del cáncer, esta vez en el pulmón. Le practicaron una intervención de cirugía citorreductora (es decir, le extirparon parte del tumor) y le dijeron que el pronóstico era malo. A pesar de esto, rechazó la quimioterapia y reanudó la terapia de muérdago. Ahora, casi dos años después de la operación, sigue con la terapia de muérdago y está bien. Sus amigos y médicos dicen que es una paciente milagro porque a pesar del mal pronóstico parece estar prosperando y llevando una vida activa y libre de enfermedades.

El principio es simple: si se puede extirpar el tumor original, la terapia de muérdago puede ser una estrategia de seguimiento a largo plazo segura, efectiva y fácil de administrar. A un prestigioso cirujano le diagnosticaron un tumor maligno en el riñón. Lo operaron con éxito y no se detectó que hubiese quedado ninguna célula tumoral en la zona. Desafortunadamente, un escáner de tomografía por emisión de positrones (TEP) de seguimiento mostró una mayor actividad en un ganglio linfático situado junto a la aorta. Esta actividad linfática suele estar asociada a un mal pronóstico, y la visita al oncólogo no resultó tranquilizadora. Le dijo que le quedaban entre tres y cinco años de vida tanto si se sometía a quimioterapia como si no, ya que es sabido que la quimioterapia no funciona bien para este tipo de cáncer.

Pero hacía años que este paciente estaba en contacto con médicos afincados en Alemania y, para su sorpresa, muchos de ellos lo instaron a evitar la quimioterapia y a probar con la terapia de muérdago. Se puso en contacto conmigo, emprendimos esta terapia, y desde entonces la ha utilizado sin combinarla con otros procedimientos terapéuticos. Justo cinco años después del diagnóstico, una TEP de seguimiento reveló que no tenía la enfermedad. En el momento de escribir estas líneas está vivo y bien, lleva una vida muy activa y está agradecido por la elección que efectuó cinco años atrás.

Ocasionalmente, hay casos de pronósticos muy sombríos después de la extirpación quirúrgica de un tumor en que se producen recuperaciones casi milagrosas que se prolongan en el tiempo. Conocía a una joven madre de cuatro hijos a quien le diagnosticaron un cáncer de colon en estadio cuatro acompañado de una gran metástasis en el hígado, un diagnóstico asociado a un pronóstico extremadamente malo. Fue tratada por un amigo mío con el apoyo de un oncólogo del hospital Johns Hopkins que era consciente de que la quimioterapia convencional tenía poco que ofrecerle. ¿El resultado? Actualmente lleva diez años sin estar enferma, lo cual es insólito en una situación como aquella en la que se encontraba, y encabeza el primer ensayo clínico con terapia de muérdago en Estados Unidos. Esta es su historia, contada por ella misma:

> Cada día me siento llena de agradecimiento por el regalo de sanación que recibí al superar un cáncer de colon en estadio cuatro. Estadísticamente, mis probabilidades de sobrevivir eran de menos del 8 %. Atribuyo gran parte de mi curación al muérdago. Tenía la misma edad y el mismo tipo de cáncer que les quitó la vida a mi padre, a mi abuela y a la mitad de los hermanos de esta. Cuando supimos que la tasa de supervivencia en caso de cáncer de colon en estadio cuatro con metástasis al hígado era inferior al 8 %, mi marido Jimmy y yo tomamos la decisión de renunciar a la quimioterapia y la radioterapia, ya que no habrían incrementado mis posibilidades de supervivencia. En el lado convencional, unos cirujanos increíbles sacaron el cáncer de mi colon y mi hígado, y conté con un

gran oncólogo que estuvo dispuesto a hacer el seguimiento de mi evolución por medio de escáneres y análisis de sangre aunque yo no iba a seguir su protocolo convencional basado en la quimioterapia y la radioterapia. Desearía que hubiera más oncólogos y médicos [...] lo bastante humildes como para trabajar con sus pacientes a la hora de explorar el deseo de dichos pacientes de seguir un enfoque más complementario u holístico. En el lado complementario, [mi médico] cambió mi medio interno para que pudiese combatir cualquier cáncer que hubiese quedado tras las operaciones con una dieta basada en el consumo de vegetales, homeopatía, suplementos para combatir el cáncer e inyecciones de muérdago. Me enfrenté al cáncer, luché con él y lo vencí.

¿Cuál es la historia del muérdago y cómo actúa para ayudar a los pacientes con cáncer? Bueno, todos sabemos lo conectado que está el muérdago a la Navidad. El nacimiento de Jesús es una historia en que la luz se abre paso en el momento más oscuro, una historia de esperanza y de superación de los retos más difíciles. El muérdago, a diferencia de la mayoría de las plantas «normales», está presente en la historia de la Navidad porque se ha liberado del ritmo habitual consistente en florecer en primavera y dar frutos en verano para retrasar la maduración de sus bayas hasta el solsticio de invierno más o menos, la época más oscura del año. El muérdago es una planta semiparásita, que obtiene sus nutrientes de la savia de los árboles a los que se vincula. Crece de forma circular en todas direcciones, de un modo muy similar a la forma en que crecen los tumores en nuestros órganos internos. Y el muérdago es indiferenciado; todas las partes de la planta (la raíz, las hojas, las flores, el tallo) son casi iguales desde el punto de vista morfológico, lo que recuerda el hábito de crecimiento primitivo indiferenciado de la masa cancerosa típica.

Si observamos un árbol «infectado» con muérdago, parece que tenga múltiples tumores; como ocurre con el hongo chaga y su anfitrión, el abedul, los árboles con muérdago parecen prosperar hasta una etapa muy avanzada de la infección. El muérdago es la imagen, en la naturaleza, de la coexistencia de una masa expansiva indiferenciada con su huésped. Nos recuerda que no estamos embarcados, como propuso Nixon, en una guerra contra el cáncer, sino en un viaje de convivencia. Parece que mientras no aprendamos este concepto vital estaremos destinados a promover una conciencia guerrera y el cáncer seguirá teniendo un papel importante en nuestra cultura. El muérdago muestra la forma de salir de esta mentalidad primitiva y destructiva, que constituye la base del enfoque oncológico moderno. Queremos matar todo lo que no somos nosotros. En este intento, nos destruimos a nosotros mismos.

Cuando le preguntaron a Rudolf Steiner, la primera persona que conocemos que propuso el muérdago como remedio para el cáncer, «qué hace» esta planta, dio dos respuestas. La primera fue que el muérdago simula una infección bacteriana. La segunda fue que es *el* remedio para curar el cuerpo etérico. La primera de estas respuestas hace que me pregunte si Steiner, que no era médico, estaba al tanto del trabajo en curso en ese momento con las toxinas de Coley y otros intentos de tratar el cáncer provocando respuestas febriles en los pacientes. Coley estaba desarrollando formas de evitar inducir a sus pacientes con cáncer infecciones como la erisipela y la neumonía; en sustitución de estas, simuló las fiebres que acompañan a estas infecciones con toxinas derivadas de distintas bacterias. La terapia no es la infección, sino la lucha del cuerpo para superar la infección. En concreto la fiebre, con su estimulación inherente de la respuesta inmune innata o mediada por las células, ha sido, desde el punto de vista inmunitario, uno de los mejores recursos contra el cáncer durante siglos. La terapia de muérdago, administrada en la dosis correcta de la manera adecuada, puede estimular, y estimula, esta respuesta febril en los pacientes enfermos. Este ha sido y siempre será un enfoque terapéutico muy importante para el problema del cáncer.

Desde el punto de vista de la conexión existente entre el agua citoplasmática y el cáncer que constituye la base de este libro, creo que la fiebre, la hipertermia o las saunas, o cualquier terapia de calor, tienen la capacidad de curar el gel citoplasmático que por cualquier razón se ha intoxicado, se ha distorsionado y se ha vuelto disfuncional. Como resultado de esta distorsión, queda imposibilitado para generar la energía necesaria para que la célula pueda llevar a cabo correctamente sus funciones; ya no puede fomentar una carga distinta en el interior y el exterior de la célula. En consecuencia, las células pierden su energía, se agrupan y se transforman en un tumor canceroso. Cualquier cosa que podamos hacer para calentar el gel y permitir que se limpie a sí mismo a través de la fiebre para reconstituir un citoplasma más saludable es favorable a la curación. El muérdago contribuye a este fin estimulando el calor en el organismo humano.

El cuerpo etérico de Steiner, que es la parte fluida o acuosa del organismo humano, también se conoce como la *fuerza formadora* o *fuerza vital* del organismo. El cuerpo etérico es exactamente lo que falta en ese montón informe de sustancias químicas constitutivas de una zanahoria (ver el capítulo tres). La zanahoria es una combinación de esas sustancias químicas bajo el auspicio de un cuerpo formativo (o fuerza formativa) de base acuosa que da vida a ese conjunto. Según Steiner, cuando este cuerpo acuoso (esta fuente de vida) está enfermo en grado extremo, tenemos un cáncer. Y afirmó que el muérdago es el remedio que puede comenzar a sanar el cuerpo etérico del paciente enfermo. (Apuntar a la sanación de este cuerpo es, en pocas palabras, el objetivo de este libro).

Acabamos de ver dos perspectivas: por una parte, el punto de vista más metafórico de Steiner y, por otra, las investigaciones que muestran que el extracto de muérdago constituye un remedio que estimula el sistema inmunitario, es citotóxico (mata las células cancerosas) y promueve la apoptosis. Cuando combinamos ambos enfoques, podemos ver que el muérdago está en condiciones de desempeñar el papel que le corresponde como pieza central de cualquier terapia verdadera contra el cáncer. De todos modos, el muérdago es un remedio suave, lo cual significa que a menudo no es suficiente.

Hasta cierto punto, esto se debe a los intentos de los médicos modernos de estimular una fiebre alta en sus pacientes. Podemos hacer esto con inyecciones de muérdago, especialmente por vía intravenosa, pero es una terapia dura que no todos los médicos están dispuestos a prescribir y no todos los pacientes están dispuestos a aceptar. La falta de efectividad del muérdago también puede deberse, en parte, a los preparados en sí. Actualmente hay unas seis marcas de muérdago disponibles en todo el mundo. Cada una tiene sus defensores y detractores, pero ninguna estimula el sistema inmunitario tanto como me gustaría. En el capítulo doce doy instrucciones precisas sobre cómo usar las inyecciones de muérdago, y también menciono cuál es el tipo de muérdago que he encontrado más efectivo. Y, finalmente, si bien el muérdago es, sin duda, un remedio para el cuerpo etérico o acuoso, propongo que, además de utilizarlo, examinemos la naturaleza del agua celular. Podemos estimular o alentar todo aquello que queramos, pero en algún momento debemos observar directamente el agua intracelular, e intentar comprender

y aprovechar la fuerza etérica que el muérdago nos está señalando. A continuación vamos a centrarnos en estos ámbitos tan
importantes.

CAPÍTULO OCHO

La dieta cetogénica

Hace unos meses estaba escuchando un episodio del *Joe Rogan Show** sobre si es mejor la dieta vegana o la paleolítica para prevenir o controlar las enfermedades del corazón. Resulta que conocía a los dos invitados; cada uno era una figura respetada en su especialidad. El cardiólogo vegano dio una explicación elocuente sobre cómo prácticamente no había enfermedades cardíacas en Estados Unidos durante las primeras décadas del siglo XX. Las cosas empezaron a cambiar en la época de la Segunda Guerra Mundial aproximadamente, hasta que las enfermedades del corazón alcanzaron unas proporciones casi epidémicas. En mi opinión, el debate debería haber terminado en ese punto con una sencilla pregunta: «Como usted acaba de señalar, casi nadie sufría enfermedades cardíacas al principio del siglo XX. ¿Cuántas personas llevaban una dieta vegana en esos tiempos?». La respuesta, por supuesto, es «ninguna». ¿Cómo puede alguien afirmar que prescindiendo de alimentos como la nata, la mantequilla y los huevos, que eran considerados

---

* Cómico estadounidense.

«saludables» en unos tiempos en que la gente no tenía enfermedades del corazón, de alguna manera acabaremos con las enfermedades del corazón? No es lógico.

Ha ocurrido algo similar en el ámbito de la conexión existente entre la forma de alimentarse y el cáncer. Había pocos casos de cáncer a principios del siglo XX. Había médicos de familia que no veían ni un solo caso de cáncer de mama en toda su vida laboral. Hoy en día, la mayoría de las personas conocen a alguna vecina, o tienen a algún miembro de su familia, con cáncer de mama, una enfermedad que está afectando a gente cada vez más joven. El cambio se ha producido durante los últimos cincuenta años más o menos, desde que la dieta vegetariana o vegana se convirtió en la dieta holística aceptada para el cáncer. No se contempla el dato de que la gente rara vez contraía cáncer cuando casi nadie llevaba una dieta vegana o vegetariana. Además, numerosos estudios y libros de antropología han confirmado la ausencia de cáncer en los pueblos indígenas, a pesar de que ninguno llevaba una dieta vegetariana o vegana.[1] La tendencia ha comenzado a cambiar recientemente y la gente parece mucho más abierta a explorar otro tipo de dietas para el cáncer, sobre todo desde que vio la luz el libro *Cancer as a Metabolic Disease* [El cáncer como enfermedad metabólica], del doctor Thomas Seyfried.

Como vimos en el capítulo dos, Seyfried postuló que la anomalía fundamental en el cáncer es la disfunción de las mitocondrias. Las mitocondrias son esencialmente bacterias primitivas que tienen su propio genoma y residen en el citoplasma de la mayoría de las células de los mamíferos. Su papel es producir ATP, la llamada *molécula de la energía* del cuerpo. Como retribución por ser sus «centrales eléctricas» internas, las células suministran a las mitocondrias nutrientes, antioxidantes en particular, que les permiten operar sin problemas y de manera eficaz.

El efecto Warburg, del que también hablábamos en el capítulo dos, hace referencia al hecho de que todas las células cancerosas presentan anomalías en su función mitocondrial que evitan que esas mitocondrias produzcan la energía necesaria para que el funcionamiento celular sea óptimo. Dichas anomalías pueden ser de naturaleza genética o pueden deberse a la radiación, al alquitrán de hulla o a una lista interminable de otros carcinógenos. La consecuencia es que las células recurren a la vía glucolítica y comienzan a producir energía a través de la glucólisis, también conocida como *fermentación*. Esta es una forma primitiva e ineficiente de producir ATP, utilizada por los organismos y hongos unicelulares. Y ocurre que las células, como los organismos primitivos, quedan atrapadas en un ciclo de reproducción continuo. Pierden la conexión con el tejido del que forman parte y esencialmente se comportan como cualquier organismo unicelular, que intenta crecer y dividirse continuamente siempre que haya una fuente de alimentación adecuada. Este patrón primitivo se convierte en la expansión que es el sello distintivo del proceso del cáncer.

Como comenté en el capítulo dos, la prueba moderna de que prácticamente todas las células cancerosas optan por la vía glucolítica es que la TEP, que es la técnica más sofisticada con la que cuenta la oncología moderna para detectar células cancerosas y los patrones de expansión del cáncer, aprovecha este cambio en la producción de energía para detectar el cáncer. Las células sanas, utilizando sus mitocondrias para producir ATP, generan treinta y seis moléculas de ATP a partir de cada molécula de glucosa. La glucólisis, por el contrario, es un proceso incompleto, y solo permite producir dos moléculas de ATP por cada molécula de glucosa.

Por lo tanto, una célula que dependa de la glucólisis debe tener acceso a una cantidad de glucosa dieciocho veces superior a la que requiere una célula sana para seguir viva. Para sobrevivir energéticamente, las células cancerosas cambian su metabolismo con el fin de incorporar toda la glucosa posible. Si bien rara vez son capaces de multiplicar por dieciocho la captación de glucosa, pueden lograr incorporar entre dos y cinco veces más que una célula normal.

Esto se detecta dando al paciente glucosa marcada radiactivamente. Si esta glucosa es recogida por un conjunto de células, estas deben de ser cancerosas. No hay otras células que manifiesten este tipo de irregularidad en cuanto a la glucosa. Esto le permite al radiólogo «ver» el cáncer y evaluar su grado de actividad en función de la glucosa radiactiva que incorpora. Cuestionar el papel central del efecto Warburg en el cáncer es cuestionar la base fundamental de las prácticas modernas de diagnóstico oncológico.

Como he señalado, situar el origen del cáncer en las mitocondrias es coherente con mi premisa de que el cáncer deriva de la pérdida de la integridad celular debida al deterioro de la estructura del gel intracelular. Además, una vez que comprendemos que el papel del ATP en cualquier mamífero no es constituir una fuente de energía sino desplegar las proteínas citoplasmáticas y, por lo tanto, estructurar el agua intracelular en un gel efectivo, todo el panorama comienza a cobrar sentido. Esta estructuración del agua intracelular se logra mediante la unión del ATP a los extremos de las proteínas intracelulares. Como resultado de esta unión, las proteínas se despliegan y pueden ser los puntos de partida para que el agua intracelular se conforme como un gel. El ATP de nuestras células juega el mismo papel en estas que el calor en la formación de la gelatina de postre. En el caso de la gelatina, se mezclan proteínas con agua y después se calienta la mezcla, lo cual hace que las proteínas se desplieguen. Estas proteínas desplegadas se unen con el agua, que, al enfriarse, da lugar al gel que llamamos gelatina. Si no hay suficiente ATP, debido a que las mitocondrias están dañadas y se activa la vía glucolítica, la célula ya no puede estructurar su gel interior. Dado que el gel intracelular es el responsable de la distribución del sodio y el potasio en la membrana celular, esta distribución deja de tener lugar de manera eficiente. El resultado es una célula desprovista de carga que inevitablemente se agrupará con las células circundantes, formando el tumor característico del cáncer.

En segundo lugar, el gel intracelular es la matriz en la que tiene lugar la división celular. Si la matriz no está estructurada adecuadamente ocurrirá que la división celular, la formación del huso acromático, la transcripción y traducción del ADN y todos los demás eventos nucleares que asociamos con el cáncer se volverán caóticos. Estos signos característicos del cáncer (una cantidad anormal o tipos anormales de cromosomas [aneuploidía], mutaciones, síntesis de proteínas anormales) son, todos ellos, efectos secundarios de esa anomalía mitocondrial y citoplasmática primaria. Solo un análisis descaradamente superficial afirmaría que la aneuploidía o las mutaciones genéticas son el evento principal en el cáncer. Este punto de vista también es coherente con el fenómeno, que expuse en el capítulo dos, según el cual incorporar un núcleo canceroso a un citoplasma sano no da lugar a un desarrollo canceroso. El cáncer solo aparece cuando el citoplasma está enfermo.

La teoría de la dieta cetogénica deriva directamente de este enfoque. Es decir, las células normales pueden usar o bien glucosa (azúcar) o bien grasas como sustrato a partir del cual sintetizar ATP. Las grasas, y más específicamente los ácidos grasos, son el sustrato más eficiente y el que suelen preferir las células normales, pero estas pueden usar glucosa, y lo hacen, para alimentar los ciclos respiratorios en las mitocondrias. Las células cancerosas, por otro lado, ponen todos sus huevos en la cesta de la glucosa. Dependen totalmente de la glucosa para obtener combustible, ya que han perdido la capacidad de generar ATP a partir de los ácidos grasos. Y hacen todo lo posible para obtener la glucosa necesaria. Primero, usan la glucosa entrante procedente de los carbohidratos que la persona ha ingerido como alimento. Después, utilizan la gluconeogénesis (la nueva formación de glucosa) para producir la glucosa necesaria a partir de las proteínas ingeridas. A continuación, como ocurrirá inevitablemente cuando estas fuentes se hayan agotado, facilitarán la conversión de la grasa corporal en glucosa, que utilizarán para producir ATP. Y cuando se hayan agotado las reservas de grasa, las células cancerosas facilitarán la conversión de la estructura proteica del cuerpo en glucosa para fomentar su expansión. Esto explica la progresión que observamos en los pacientes con cáncer: al principio, cuando las células cancerosas pueden obtener la glucosa que necesitan de los alimentos, no hay pérdida de peso; por lo general, solo hay una sensación de fatiga. Esta etapa refleja que el metabolismo favorece las células cancerosas y, por lo tanto, pasa a haber un déficit de ATP para las células y tejidos normales. A continuación, se quema la grasa del paciente, lo cual está asociado con pérdida de peso y un empeoramiento de la fatiga. En la etapa final, el paciente padece caquexia (una desnutrición extrema), ya que las proteínas estructurales del cuerpo se usan como sustrato para las células cancerosas. Esta es la fase terminal; cuando se llega a este punto, es muy inusual que el paciente pueda recuperarse.

La teoría que hay detrás de la dieta cetogénica pensada para el cáncer dice esencialmente que, sobre la base de toda la información anterior, la conclusión lógica es que si la persona deja de comer todos los alimentos que contienen carbohidratos, especialmente en las primeras etapas de la enfermedad, facilitará que las células normales se alimenten de grasas y, al mismo tiempo, hará pasar hambre a las células cancerosas. El estado de debilidad en el que pasarán a encontrarse las células cancerosas al verse privadas de su dieta habitual de glucosa antes de haber comenzado a descomponer las reservas de grasa y proteína del cuerpo debería permitir que un sistema inmunitario en buen estado las elimínase, con el resultado de que la persona recuperaría la salud.

Durante los últimos cinco años he atendido a docenas de pacientes que han seguido la dieta cetogénica de forma sistemática y rigurosa para combatir su cáncer. La mayoría hacían exactamente lo que se describe en los diversos libros que explican el enfoque cetogénico para esta enfermedad: comer solo doce gramos de carbohidratos al día, consumir pocas proteínas y calcular los porcentajes de proteína versus grasa para permanecer dentro del rango recomendado. Muchos de ellos combinaban esto con una limitación de la ingesta calórica, según lo aconsejado por Seyfried, e inevitablemente estaban perdiendo peso como consecuencia de ello. Sin embargo, en ningún caso vi una reducción de su carga tumoral o una mejora objetiva de su estado general. En otras palabras: como suele ocurrir en la vida, parecía que la teoría no coincidía con la realidad.

Tratando de entender las razones de esto, decidí someter a análisis de glucemia a personas que seguían la dieta cetogénica en varios momentos y en diversas situaciones. Tomé muestras de sangre en ayunas y después de ayunos prolongados (que hacen que el individuo entre rápidamente en cetosis, es decir, que utilice las grasas como fuente de combustible); también tomé muestras de sangre justo después de comer y dos, cuatro o cinco horas después de comer. Para mi sorpresa, nunca vi un nivel de azúcar en sangre más bajo de lo esperado como resultado de cualquiera de estas situaciones alimentarias. En el caso de algunas personas, el ayuno o la dieta cetogénica las ayudó enormemente con sus niveles elevados de azúcar en sangre e incluso con su diabetes. Pero el hallazgo importante es que, como indica Seyfried, para lograr un efecto clínicamente relevante en las células cancerosas a través de la reducción del azúcar en sangre, el azúcar debe descender a poco más de sesenta o a casi sesenta. Sin embargo, el azúcar en sangre de los pacientes no bajó en ningún caso por debajo de setenta, por más escasa que fuese su ingesta. Esto solo puede tener una explicación, y es que el cuerpo tiene buenas razones para evitar que el azúcar en sangre descienda a esos niveles tan bajos y cuenta con los mecanismos hormonales pertinentes para esta finalidad. Solo en las situaciones más extremas, como cuando el páncreas aloja tumores secretores de insulina, permitirá el cuerpo que el azúcar en sangre descienda a esos niveles terapéuticamente efectivos. Por esta razón, me temo que el enfoque de la dieta cetogénica, incluso el enfoque de la dieta cetogénica con una ingesta calórica restringida pensado para el cáncer, está condenado al fracaso.

Seyfried y otros están explorando posibles enfoques farmacológicos que actúen junto con la dieta cetogénica para reducir el azúcar en sangre a esos niveles más terapéuticos, pero que yo sepa, no han encontrado nada que se aproxime a ser clínicamente útil en estos momentos. Ahora bien, al mismo tiempo que mi experiencia directa me dice que el enfoque dietético cetogénico no es la solución al cáncer, también me parece que contiene algo relevante y útil para los pacientes que padecen esta enfermedad. Por un lado, la dieta cetogénica típica de alta calidad es, en muchos sentidos, similar al tipo de dieta de las tradiciones alimentarias* generales que he defendido durante décadas; la diferencia es que contempla un menor consumo de carbohidratos que la mayoría de las dietas tradicionales. Además, me llamó la atención un artículo que puede explicar por qué el enfoque cetogénico, o lo que yo llamaría un enfoque de restricción de los carbohidratos, merece ser explorado. En ese artículo, uno de cuyos coautores es Dominic D'Agostino, uno de los principales investigadores de la dieta cetogénica a escala mundial, se expone que animales que fueron sometidos a este tipo de dieta vieron reducida la cantidad de deuterio en sus células y tejidos.[2] El deuterio, como veremos, puede ser el eslabón perdido o el mecanismo que podría hacer que la dieta cetogénica ayudase a los pacientes con cáncer. Sería el eslabón perdido entre la terapia alimentaria y la nueva ciencia del agua. Por lo tanto, a continuación vamos a examinar el papel del deuterio y del agua baja en deuterio en el proceso del cáncer.

---

* El autor escribe *Nourishing Traditions*, con mayúsculas iniciales, con lo cual puede estar haciendo referencia a los contenidos de un libro que lleva este mismo título, el cual, según reseñas, recomienda una dieta que incluye grasas con moderación, aceites con moderación y cereales integrales (N. del T.).

CAPÍTULO NUEVE

El agua baja en deuterio

N o hace mucho, mantuve una reunión con el jefe de un laboratorio de investigación del cáncer para explorar si su laboratorio tendría algún interés en comprobar el papel del agua baja en deuterio para que ello nos ayudase a comprender la causa del cáncer y a encontrar posibles tratamientos. Le presenté los documentos que analizaré a continuación, que muestran un incremento de más del doble del tiempo de supervivencia en varios tipos de pacientes con cáncer, todos ellos estudios revisados por pares publicados en revistas de oncología convencionales, junto con cuatro casos publicados de pacientes con cáncer de pulmón en estadio cuatro que lograron una remisión duradera únicamente con el consumo de agua baja en deuterio. Echó un vistazo superficial a los documentos y me preguntó cuál era el mecanismo que explicaba la forma en que esa agua podría afectar a los pacientes con cáncer. Le ofrecí una breve descripción de la nueva biología del agua y su relevancia para esta enfermedad. Con una mirada que indicaba desagrado, me dijo que no había documentos serios que confirmaran que eso fuera un factor relevante en el cáncer, y añadió que no estaba interesado en investigar el tema.

Cuando me fui, además de alegrarme de que el encuentro hubiese finalizado, no dejó de sorprenderme lo típica que es esta actitud en el seno del *establishment* científico actual. La gran mayoría de los artículos publicados sobre el cáncer lo abordan desde la perspectiva de las mutaciones somáticas. Este es el relato aceptado y es aquel al que uno debe ceñirse estrictamente, o casi. Por lo tanto, si alguien presenta una teoría que está fuera de este marco se considera, por defecto, que es una teoría no demostrada, carente de fundamentos e indigna de que se le dedique tiempo, dinero o esfuerzo. El hecho de que la teoría de la mutación somática no nos haya llevado a ninguna parte y haya supuesto una inversión casi absolutamente fallida de dinero y recursos no es relevante. Y lo que es aún más sorprendente es el hecho de que, a pesar de las pruebas claras y convincentes de que el uso del agua baja en deuterio tiene un efecto sobre el pronóstico de los pacientes con cáncer, estas pruebas son irrelevantes para los investigadores del *establishment* científico actual.

Supongamos que no tengo una explicación para la forma en que actúa el agua baja en deuterio ni sé cuáles son las razones de su efectividad. En un mundo cuerdo y justo, cabría esperar que el *hecho* de que esa agua sea eficaz incitase a cualquier científico honesto a hacer esta reflexión: «Debo contemplar este problema de una manera diferente para entender cómo es posible esto». En cambio, nuestro *establishment* científico, personificado por el investigador con el que me reuní, está más interesado en promover sus propias teorías, por más agotado que esté su enfoque o por más inútil que sea este y por más que suponga un despilfarro. Si, al leer estas palabras, percibes que reflejan indignación, estás en lo cierto. Con tanta gente que está muriendo y con tanto sufrimiento por doquier, no puedo concebir que nuestro *establishment* científico esté más preocupado por las carreras profesionales y el *statu quo* que por hacer todo lo posible para ayudar, con urgencia, a las personas que lo necesitan desesperadamente.

Ahí va otro ejemplo. El tema de este libro, como sin duda habrás deducido a estas alturas, es comprender la nueva biología del agua y cómo el «estado» de nuestra agua intracelular afecta a nuestra salud. Hasta ahora, aquello en lo que me he centrado de forma más prioritaria ha sido en describir este fenómeno y en analizar varios factores que influyen en el estado de nuestra agua. En algún momento, inevitablemente he tenido que dirigir mi atención al agua misma (la que reside en nuestras células). ¿Es el agua solamente la molécula de H_2O «muerta» que postula la ciencia o es mucho más? Y si es más que eso, ¿es posible que comprender el agua en sí sea la clave del ámbito de la salud y la enfermedad?

Esta pregunta me condujo a investigar las diversas aguas de la Tierra, especialmente las que tienen fama de tener propiedades curativas. Esto me llevó, inexorablemente, a investigar Lourdes (en Francia) y sus aguas curativas. La historia cuenta que en 1858 una aparición que afirmó ser María visitó a una campesina llamada Bernadette, la llevó a una gruta donde surgió un manantial y le dijo que esa agua tenía unas propiedades curativas milagrosas. Tras expresar el escepticismo, la confusión y la burla habituales, los aldeanos no tardaron en darse cuenta de que algo inusual y especial estaba sucediendo en esa gruta de Lourdes. En 1883 se creó la Oficina de Constataciones Médicas de Lourdes, una comisión independiente compuesta por médicos, patólogos, científicos y otros, para evaluar las afirmaciones de curación inusual con el fin de validarlas o bien rechazarlas como historias no probadas de creyentes demasiado exaltados. Por su parte, la

Iglesia católica, que acabó por canonizar a Bernadette, estableció sus propias reglas sobre lo que constituye una curación milagrosa como resultado del contacto con el agua de Lourdes.

Si se examinan los registros de la Oficina de Constataciones Médicas de Lourdes y los hallazgos del consejo de la Iglesia, queda claro que las reglas y los procedimientos fueron bastante rigurosos. Por ejemplo, para que la comisión internacional certifique que ha tenido lugar una curación médica, debe estar documentado por parte de las autoridades médicas que la persona padecía la enfermedad antes de acudir a Lourdes, y también debe existir el testimonio de un testigo ocular que lo confirme. Por ejemplo, un paralítico debe presentar documentos médicos que avalen su estado, y también que certifiquen la causa de la parálisis y el hecho de que no existen opciones de tratamiento para ella. También tiene que haber un testigo del hecho de que la persona está paralítica. A continuación, la persona visita la gruta, se baña en el agua y la bebe, y en cuestión de horas debe producirse un cambio claro y observable en su estado. Este cambio debe dar como resultado una remisión completa y verificable de la enfermedad. Y, finalmente, debe volver a ser examinada por los médicos de Lourdes al cabo de un año para que confirmen que la curación es duradera. Habiéndose aplicado estos criterios, la comisión médica de Lourdes ha certificado más de siete mil casos de «curaciones inexplicables».[1]

En promedio, se tarda siete años en investigar cada caso, y estos siete mil casos certificados son el resultado final de filtrar más de un millón de afirmaciones de curación; la inmensa mayoría no satisficieron, pues, los estrictos criterios de inclusión. La Iglesia católica ha llevado este riguroso examen aún más lejos y, en setenta de los siete mil casos, ha declarado públicamente que tuvo lugar un milagro, pues no se encontró ninguna explicación para esas curaciones aparte del agua de Lourdes. Muchos de esos casos (no todos) eran personas con cáncer; todas ellas aportaron los escáneres y la documentación clínica que demostraban que habían tenido esa enfermedad, en muchos casos terminal.

Un artículo de 2012 publicado en el *Journal of the History of Medicine and Allied Sciences* [Revista de la historia de la medicina y ciencias afines] llevó a cabo una revisión ambiciosa de las curaciones que constaba que habían tenido lugar en Lourdes y determinó lo siguiente:

> Lo menos que se puede afirmar es que las exposiciones a Lourdes y sus representaciones (el agua de Lourdes, imágenes mentales, réplicas de la gruta, etc.), en un contexto de oración, han inducido curas excepcionales, generalmente instantáneas, sintomáticas y, en el mejor de los casos, físicas, de enfermedades muy diferentes.

A continuación, los autores dicen que Lourdes tiene un «interés científico considerable» y que es posible que propicie la creación de unos «métodos terapéuticos nuevos y efectivos».[2]

Las experiencias que narra la gente son notablemente similares. Por supuesto, todo el mundo entra en la gruta con grandes esperanzas. Al entrar en contacto con el agua, ya sea bañándose en ella o bebiéndola, las personas experimentan una sensación de hormigueo en todo el cuerpo. Suelen describir una sensación inconfundible de paz, relajación o bienestar. Al cabo de unos minutos, y a menudo para su sorpresa, empiezan a sentirse de otra manera en relación con su dolencia. Por lo general, después de unas horas está claro que algo ha cambiado. En el caso de la mayoría de las personas, lo que sea que haya ocurrido no es suficiente para acabar con su enfermedad, pero en el caso de algunas, tanto si obtienen la curación como si no, afirman haber tenido la experiencia más transformadora de su vida.

Vale la pena señalar que la experiencia que describen quienes han tenido «éxito» en la gruta de Lourdes es notablemente similar a lo que describen quienes acuden a sanadores competentes, honestos y verdaderos. Ciertamente, y por razones complejas, no todos los individuos que acuden a Lourdes o a un verdadero sanador tienen una experiencia positiva. Pero es indudable que algunos la tienen, y cualquiera que afirme ser una persona científica debe, en algún momento, enfrentarse a esta realidad. El hecho de que la medicina convencional no disponga de un marco para explicar cómo pueden acontecer estas curaciones no significa que no tengan lugar. Necesitamos ser lo bastante humildes como para admitir que nuestra ciencia presenta limitaciones, como la presenta la comprensión humana que tenemos de estos sucesos.

A finales de la década de 1930 y ya en la Segunda Guerra Mundial hubo un gran interés por desarrollar armas nucleares y tecnologías de energía nuclear como una extensión de nuestros conocimientos crecientes sobre la física cuántica y nuclear. Una de las primeras repercusiones de estos primeros experimentos nucleares fue el «descubrimiento» de la existencia de varios isótopos de hidrógeno. Cada elemento de la tabla periódica se define por la cantidad de protones que contiene. El núcleo de cada átomo está compuesto por protones, cuya carga es positiva, y neutrones, carentes de carga. Tanto los protones como los neutrones tienen el mismo peso, y el peso se define como una unidad atómica. Girando alrededor de este núcleo constituido por protones y neutrones están los electrones, cuya carga es negativa. Si imaginas los planetas girando alrededor del Sol, esta es la concepción actual de los electrones en relación con el núcleo. Cada átomo tiene carga neutra en estado de reposo, lo cual significa que la cantidad de protones cargados positivamente es igual a la cantidad de electrones cargados negativamente. Por ejemplo, el hidrógeno, que es el átomo más simple y ligero, tiene un protón y un electrón. Por lo tanto, tiene una carga neutra, como todos los átomos, y su número atómico es 1. El número atómico resulta de la suma de los protones (1) y los neutrones (0).

Un isótopo puede considerarse una variación sobre el tema que es el átomo. Esto significa que para seguir perteneciendo a la «familia» del átomo original, debe tener la misma cantidad de protones que el átomo original; en el caso del hidrógeno, esta cantidad es uno. Pero la cantidad de neutrones puede cambiar. El deuterio es uno de los dos isótopos de hidrógeno que se conocen. Tiene un protón, por lo que sigue siendo «hidrógeno», y tiene un electrón, por lo que sigue siendo eléctricamente neutro, pero tiene un neutrón, mientras que el átomo de hidrógeno no tiene ninguno. Su número atómico es, por lo tanto, 2 (pues un protón más un neutrón suman dos).

Puesto que el deuterio es, en la mayor parte de los aspectos, igual que el hidrógeno, puede participar en reacciones de la misma manera, o al menos de manera similar, a como lo hace el hidrógeno. Para nuestros propósitos, la reacción más importante en la que participa el deuterio es la formación de agua. El agua «normal» es H_2O, lo que significa que es la unión química de dos átomos de hidrógeno con uno de oxígeno. El deuterio puede reaccionar de la misma manera que el hidrógeno, pero el compuesto al que da lugar es D_2O. En la década de 1930, cuando se identificó el deuterio y se reconoció la capacidad que tiene de reemplazar al hidrógeno en la formación del agua, quedó claro de inmediato que el deuterio, llamado *agua pesada*, es una sustancia natural. (Se pueden producir grandes cantidades de agua pesada pura a través de diversas reacciones nucleares. Esa agua se llama «pesada» porque el deuterio es dos veces más pesado que el hidrógeno; por lo tanto, el D_2O es más pesado que el H_2O).

Mientras que el papel biológico del agua pesada, en caso de existir, aún debe desentrañarse en gran medida, lo que sí quedó claro bastante pronto es que, en altas dosis, es tóxica para prácticamente todas las formas de vida. Si se riegan plantas con ella, o se intentan germinar semillas, o se da de beber a los animales, no se conseguirán resultados y, además, estas formas de vida no tardarán en morir. El agua pesada pura es un veneno biológico potente.

Posteriormente se descubrió que la mayor parte de las aguas no salinas naturales del planeta contienen una pequeña cantidad de D_2O natural. Si se comprueba el nivel de D_2O de un suministro de agua municipal, un arroyo o un lago de agua dulce, generalmente se verá que hay unas 150 partes por millón (ppm) de deuterio, un porcentaje relativamente pequeño. Si imaginas un litro de agua, aproximadamente una gota de esa agua es D_2O y no H_2O. No debería sorprendernos que nuestros fluidos corporales también contengan D_2O en la misma proporción, aproximadamente, de 150 ppm.

Pero ocurre que el D_2O tiene muchas propiedades físicas diferentes de las del H_2O. Es una molécula distinta desde el punto de vista químico. Por ejemplo, el punto de congelación del H_2O es 0 °C, mientras que el del D_2O puro es 4 °C. El D_2O tiene una densidad diferente, los ángulos de enlace son diferentes y el espectro máximo de absorción de la luz es diferente. En general, como cabía esperar, es una molécula distinta, y tiene otras características biológicas y físicas. La pregunta que cabe hacerse es si esto es relevante para nuestra salud.

La idea central de este libro es que la estructura y la integridad del agua intracelular son fundamentales para la salud de nuestras células, de nuestros tejidos y de todo nuestro organismo. Tanto la estructura como la integridad de esa agua afectan a la división celular, la transcripción y traducción del ADN para la síntesis de proteínas, la generación de energía y la carga de la célula, y son los mecanismos receptores para todo, desde las hormonas y los neurotransmisores hasta los pensamientos y las emociones.

Nuestro cuerpo cuenta con mecanismos de desintoxicación para «purificar» la matriz intracelular, tenemos remedios naturales que influyen en esa matriz y acabamos de ver que si tomamos cierta agua incluso podemos curarnos de algunas de las peores enfermedades que afectan a la humanidad. Entonces, ¿qué factores presentes en el agua misma tienen una influencia en su capacidad de formar el gel cristalino intracelular perfecto que es, según el planteamiento que defiendo, el santo grial de la salud?

El primer indicio de que grandes cantidades de deuterio en las células pueden interferir en la fisiología humana lo proporcionaron los resultados de una investigación llevada a cabo por un grupo de investigadores de Europa del Este que examinaron el agua de comunidades humanas aisladas que son conocidas por su buena salud y su alta esperanza de vida.[3]

Puesto que el D_2O tiene un punto de congelación más elevado que el H_2O, si vamos a las montañas donde el agua de los arroyos proviene de escorrentías glaciales y permanece parcialmente congelada, el agua que fluya por debajo y alrededor de las partes congeladas será, de forma natural, más pobre en deuterio que el agua que aún siga congelada. Para que se entienda mejor, imagina que pones tres litros de agua corriente en un frasco y lo metes en el congelador. En algún momento, se formará una fina capa de hielo en la parte superior del agua líquida inmóvil. Esta fina capa de agua congelada (el agua que se congeló primero) tendrá una mayor concentración de deuterio que el agua líquida que se encuentra debajo. Si repitieses esta operación una docena de veces más o menos, acabarías teniendo un agua a la que se habría extraído parte de su deuterio natural, es decir, agua baja en deuterio. La escorrentía glacial ofrece un ejemplo de separación natural del agua compuesta por deuterio respecto del agua compuesta por hidrógeno.

Si bien es posible que entren en juego otros factores para explicar la larga vida y la ausencia total de cáncer en unas personas que solo consumían agua procedente de las escorrentías glaciales, los investigadores tuvieron curiosidad por ver qué les pasaría a los animales, las plantas e incluso las personas que consumieran exclusivamente agua con una concentración de deuterio tan baja como esa, más o menos. Después de todo, el agua es, con diferencia, la sustancia más abundante en nuestro cuerpo, y aunque la concentración de deuterio es baja en nuestra agua, si sumamos la cantidad total de deuterio presente en nuestro organismo nos encontramos con que su peso es unas nueve veces superior al peso del magnesio que albergamos, y cuatro veces superior al peso de nuestro calcio. Y nadie diría que el magnesio y el calcio no tienen ningún papel en nuestra fisiología o en nuestra salud.

Estos investigadores descubrieron que el deuterio cumple unas funciones biológicas importantes. O quizá sea más exacto decir que el hidrógeno cumple muchas funciones biológicas importantes y que cuanto más lo reemplazamos con deuterio, más interferimos en esas importantes funciones biológicas. Por ejemplo, la cantidad de deuterio presente en la célula parece ser un factor importante en la estimulación de la división celular o mitosis. Si no hay deuterio, las células se dividen menos fácilmente; y cuanto más deuterio hay, más rápida es la división celular.[4] Por supuesto, la división celular rápida, incluso descontrolada, es una de las características fundamentales de la célula cancerosa.

Los investigadores también encontraron que el hidrógeno es el «ingrediente» principal en las vías de fosforilación oxidativa que generan el ATP en las mitocondrias. Cuanto más deuterio hay en la célula, menos hidrógeno hay, y menos eficiente se vuelve la generación de ATP. Puesto que esta molécula es necesaria para estructurar adecuadamente el agua intracelular, el déficit de ATP es una de las principales características del proceso del cáncer. El déficit de hidrógeno explica la base bioquímica de la disfunción mitocondrial que está en la raíz del efecto Warburg. Finalmente, y quizá lo más importante, el deuterio es una molécula que tiene un tamaño y una forma diferentes de los que tiene el hidrógeno, y el D_2O tiene un tamaño y una forma diferentes de los que tiene el H_2O. Por lo tanto, el gel intracelular formado por D_2O no será tan efectivo a la hora de organizar funciones celulares cruciales como el formado por H_2O, ni mucho menos: se producirán errores en la división, la carga celular se debilitará, los gradientes energéticos del interior y el entorno de la célula se debilitarán y el receptivo gel cristalino se distorsionará. El resultado final será un medio alterado propenso a padecer diversos tipos de enfermedad, como el cáncer.

Esta es, por supuesto, mi teoría, pero la base de esta son los estudios que muestran que si proporcionamos a mujeres con un cáncer de mama avanzado dos modalidades de tratamiento, un tratamiento oncológico estándar o un tratamiento oncológico estándar con la adición de agua baja en deuterio, las que reciben este último obtienen mejores resultados. Con los protocolos de tratamiento que han sido elaborados y «perfeccionados» en los últimos cincuenta años y respaldados por una suma de miles de millones de dólares, el promedio de vida de una paciente típica con cáncer de mama en estadio cuatro sigue siendo de doce a treinta y un meses.[5] Si las pacientes de estas mismas características toman además agua baja en deuterio (con un poco menos de deuterio del que contienen, de forma natural, las escorrentías glaciales) y no se suman otras intervenciones, su tiempo medio de supervivencia pasa a ser de cincuenta y dos meses.[6]

En el caso de las mujeres con cáncer de mama en etapa temprana que reciben el tratamiento convencional, su tiempo de supervivencia promedio es generalmente de quince a dieciséis años. Si les damos a estas mismas mujeres agua baja en deuterio durante un período de seis meses, el tiempo medio de supervivencia sube a 18,1 años. Si les damos agua baja en deuterio durante dos períodos de seis meses dentro de los primeros cinco años, su tiempo de supervivencia promedio sube a 24,4 años.[7] Es ciertamente posible que no entienda totalmente el mecanismo por el cual el agua baja en deuterio actúa en favor de un mejor pronóstico para los pacientes con cáncer. De hecho, no solo es posible; estoy seguro de que este es el caso. Pero la cuestión importante es esta: cuando se obtienen resultados como estos, reflejados en un escrito científico convencional revisado por pares, ¿por qué no es esto suficiente para que la comunidad oncológica concluya que, aunque tal vez no entienda el mecanismo, conviene investigarlo?

En otro estudio sobre el efecto del agua baja en deuterio en los pacientes con cáncer, los sujetos fueron hombres con cáncer de próstata. En la primera parte del estudio, incluyeron a cuarenta y cuatro hombres con cáncer de próstata en distintos estadios en un ensayo. Veintidós de ellos recibieron el tratamiento convencional, y los otros veintidós, agua baja en deuterio. Los pacientes a los que se proporcionó el agua baja en deuterio obtuvieron una disminución neta triple en el volumen de su próstata (lo que significa que la próstata se redujo a un tamaño más normal), quince de los veintidós vieron reducido el nivel del antígeno prostático específico (APE) y solo dos murieron. En cambio, en el grupo que siguió el tratamiento convencional no se produjo una disminución neta del volumen de la próstata, solo en nueve de los veintidós hombres tuvo lugar un descenso del APE y nueve de los pacientes murieron. Todo esto alcanzó significación estadística.[8] Los investigadores observaron en términos generales el tiempo medio de supervivencia de los pacientes con cáncer de próstata tratados con agua baja en deuterio en comparación con los del grupo de control. Una vez más, la comparación entre grupos parecidos que recibieron y no recibieron agua baja en deuterio arrojó resultados muy dispares: el tiempo medio de supervivencia del grupo que siguió el tratamiento convencional fue de quince a veinte meses, mientras que el grupo tratado con agua baja en deuterio mostró un tiempo medio de supervivencia de 64,8 meses.[9] Otra fuente de información que puede conducir a nuevas ideas y tratamientos para diversas enfermedades es la publicación de informes de casos verificados sobre una terapia en particular. En uno de ellos se describía cómo cuatro pacientes con cáncer de pulmón en estadio cuatro lograron una remisión duradera como resultado de ser tratados, exclusivamente, con agua baja en deuterio.[10]

No estamos en una etapa en la que comprendamos por completo cómo el agua baja en deuterio puede tener un impacto tan grande en la vida de pacientes con cáncer, pero el trabajo del experto en agua más importante del mundo, el doctor Gerald Pollack, nos brinda una pista. El doctor Pollack ha emprendido un estudio en profundidad de la mayoría de las aguas curativas famosas del mundo. Uno de sus hallazgos es que todas estas aguas, incluidos algunos tipos de agua baja en deuterio, tienen un pico característico de absorción de la luz en la banda de doscientos setenta nanómetros (nm). Esta banda se encuentra justo debajo de la longitud de onda de la luz visible, y los ángulos de enlace del hidrógeno (o el deuterio) con el oxígeno presentan un ángulo característico. Una buena analogía es que los ángulos de enlace de los átomos de carbono en un diamante son características del diamante y completamente diferentes de los ángulos de enlace que se encuentran en un trozo de carbón. Los elementos que componen la sustancia son idénticos; son sus formas las que están alteradas, y claramente la forma lo es todo —al menos, es todo lo que determina las características de la sustancia—. (Si no me crees, dale a tu prometida un anillo de compromiso de carbón, y verás qué sucede). La conclusión provisional es que cuando los ángulos de enlace del agua presentan una absorción máxima de 270 nm, el agua tiene la capacidad de sanar. Si el agua no tiene una absorción máxima de 270 nm, no puede ser un agente curativo, y no lo será. Puede haber muchas maneras de ayudar al agua a lograr esta estructura, y bajar los niveles de deuterio puede ser una. Someter el agua a la acción de alguna fuerza externa, como en Lourdes, parece ser otra.

La pieza final del rompecabezas del agua baja en deuterio es esta: ¿cómo podemos explicar la relación entre esta agua y la dieta cetogénica? Cambiar el hidrógeno por deuterio modificará, de forma natural, la estructura de cualquier molécula a la que se incorpore. Las grasas, debido a su configuración más delicada y precisa en el espacio, no pueden incorporar el deuterio en sus grandes moléculas. Sencillamente, el deuterio no encaja en la forma necesaria para que se constituya la molécula de grasa. Los carbohidratos, por otro lado, incorporan fácilmente el deuterio en su estructura plegada menos precisa. Una buena analogía en este caso es que si tu hijo está haciendo una construcción de Lego con los bloques de plástico habituales y decides comprarle unos bloques más baratos hechos de cartón, tendrán un aspecto similar y encajarán en la estructura más grande, pero no exactamente. Es posible que tu hijo pueda hacer estructuras muy simples (carbohidratos), pero cuando intente hacer construcciones más complejas (grasas), las piezas de cartón baratas se caerán. Tu hijo no solo se enojará contigo por haberle dado unas piezas de Lego baratas, sino que, además, probablemente te lo hará pagar a largo plazo (mostrándose malhumorado o exigiéndote un conjunto de Lego más grande). De manera similar, cuando quemas carbohidratos a modo de combustible generas mucho deuterio, que se incorporará al agua de tu cuerpo y, a la larga, lo pagarás con una mala salud. Por otro lado, si quemas grasas a modo de combustible, como en la dieta cetogénica, alojarás mucho menos deuterio de forma natural, lo cual beneficiará enormemente la estructura de tu agua intracelular y tu salud en general.

Antes de continuar explorando la naturaleza de las fuerzas que pueden influir en el agua de nuestro cuerpo y nuestras células, debemos hacer una breve digresión para hablar de un «suplemento» interesante que, en algunos sentidos, se puede considerar que es agua baja en deuterio en forma de píldora. A continuación podremos ver lo que se sabe sobre el uso directo de las fuerzas del agua, etéricas y neguentrópicas para lograr que el gel intracelular tenga la estructura sanadora característica.

CAPÍTULO DIEZ

El NADH

S i bien hay muchos suplementos adecuados para los pacientes con cáncer, quienes a veces los consumen con buenos resultados, hay uno que destaca sobre todos los demás. Mi interés por el NADH se debe en parte a que ha ayudado de forma especial a personas con muchos síntomas, y también a que los fundamentos que justifican su uso se corresponden con la argumentación central de este libro. El NADH, también conocido como *dinucleótido de nicotinamida y adenina hidruro*, es una sustancia natural que se encuentra en nuestro cuerpo. Es la forma biológica del hidrógeno. Cuando hablo del papel del hidrógeno en nuestro cuerpo, hay que tener en cuenta que ningún sistema biológico contiene hidrógeno molecular aislado. El hidrógeno está unido a un número casi infinito de compuestos, como el agua, el ATP y todas las grasas y proteínas corporales. El NADH es el compuesto biológico de nuestras células que entrega el hidrógeno a las mitocondrias, donde se utiliza para impulsar la fosforilación oxidativa y crear el ATP y el agua intracelular. En esencia, necesitamos oxígeno, que obtenemos a través de la respiración, para combinarlo con el hidrógeno suministrado por el NADH para producir ATP y agua. Y lo que es aún más importante, el NADH es a menudo el factor limitante en la producción celular de ATP y agua. Es decir, generalmente tenemos la cantidad suficiente de las otras sustancias químicas necesarias para producir ATP y agua en nuestras mitocondrias; es el NADH el que limita estas reacciones. Y, por supuesto, si padecemos déficit de ATP, aparecerán muchas patologías diferentes.

El otro punto importante, como indicó Rudolf Steiner, es que el agua más saludable que hay en nuestras células es la que creamos nosotros mismos. Si bebemos agua y nuestra agua intracelular proviene de esta ingesta, ocurre que también incorporamos las muchas impurezas, especialmente el deuterio, que se encuentran en la mayoría de las fuentes de agua potable. Por el contrario, si nuestra agua intracelular proviene en gran medida del agua producida por las reacciones enzimáticas provocadas por la fosforilación oxidativa, entonces esta agua será un reflejo de la composición química de las moléculas que habrán participado en esas reacciones. Que yo sepa, esto nunca ha sido probado, ni siquiera estudiado, pero supongo que al ser el NADH una molécula compleja, como las grasas, solo incorpora hidrógeno a su estructura, el cual no puede sustituir por deuterio. Si esto es cierto, entonces, como sugirió Steiner, el agua que creemos será baja en deuterio de forma natural y, por lo tanto, similar al agua baja en deuterio que podríamos beber, pero de mejor calidad.

Sabemos que esto es cierto en cuanto a las grasas: cuando son metabolizadas en nuestras células, producimos agua baja en deuterio. Es probable que también sea cierto que cuando contamos con las reservas adecuadas de NADH se incremente de forma natural la cantidad de agua baja en deuterio en nuestras células. Y un agua intracelular baja en deuterio da lugar a todos los beneficios para la salud que describí en el capítulo nueve.

Bajo la dirección del doctor George Birkmayer, el Instituto Birkmayer, ubicado en Austria, desarrolló una modalidad reducida (hidrogenada) de NADH y lleva décadas utilizándola, especialmente en el tratamiento de pacientes con trastornos neurodegenerativos como el párkinson. Al principio, el NADH solo se podía incorporar por vía intravenosa porque el tracto gastrointestinal lo degradaba rápidamente si se ingería, pero con el tiempo, el Instituto Birkmayer pudo desarrollar y patentar el NADH para uso oral, cuyos efectos terapéuticos son similares a los del preparado intravenoso. Esto permitió que muchas más personas se beneficiaran de su uso, que se extiende a una amplia gama de afecciones además de los trastornos neurodegenerativos.

A veces a las personas, sobre todo a los médicos, les cuesta comprender cómo un mismo remedio o una misma intervención puede ser útil con afecciones tan diversas como el párkinson, el síndrome de fatiga crónica y el cáncer. La respuesta ya debería estar clara a estas alturas: la salud de nuestras células, de nuestros tejidos y, por lo tanto, de nuestro cuerpo se basa en la estructuración adecuada de nuestra agua intracelular. Esta estructuración apropiada depende de muchos factores, pero dos de los más importantes son la capacidad de nuestras mitocondrias de generar suficiente ATP de modo que interactúe con nuestras proteínas para estructurar nuestra agua, y la pureza del agua. El NADH interactúa directamente con ambos factores, lo cual hace que esté claro cuál es su mecanismo de acción y explica sus efectos terapéuticos.

El NADH es una de las moléculas más estudiadas en el campo de la biología molecular; hay miles de citas que se refieren a sus diversos efectos biológicos. Desafortunadamente, al menos que yo sepa, no hay ensayos clínicos que demuestren el valor del protocolo del NADH oral de Birkmayer en los pacientes con cáncer, si bien el doctor ha publicado un resumen de los ensayos efectuados en su clínica con pacientes con cáncer (ver la tabla a continuación).[1]

Tabla 10.1. Ensayos con el NADH en pacientes con cáncer

TIPO DE CÁNCER	CANTIDAD DE CASOS	RESULTADO: REGRESIÓN TUMORAL	RESULTADO: DESAPARICIÓN DEL TUMOR
De próstata	17	10	7
De mama	5	3	2
Glioblastoma	2	1	1
No Hodgkin	3	2	1
Pulmonar de células pequeñas	3	1	2
De colon	4	1	3
De estómago	1	1	—
De páncreas	1	1	—

Por supuesto, hay muchas preguntas para las que aún no hay una respuesta, como las concernientes a la reproducibilidad, la ausencia de estudios controlados, la supervivencia y otras. Pero está pendiente de respuesta una pregunta más importante que estas: si médicos e investigadores dignos de confianza han informado de este tipo de resultados y contamos con numerosos artículos publicados en revistas sujetas a la revisión por pares[2] que indican cuáles son los mecanismos subyacentes que pueden explicar cómo y por qué tiene el NADH un efecto positivo en el proceso del cáncer, ¿por qué ni siquiera se desvía el 0,5 % de nuestro presupuesto para el cáncer, de forma urgente, a estudiar este remedio? Es desconcertante que la comunidad oncológica convencional ignore completamente una sustancia natural, no tóxica, producida en nuestro propio cuerpo, sobre la que se han publicado análisis mecanicistas plausibles respecto a la forma en que actúa y las razones por las que lo hace.

El doctor Birkmayer tuvo la gentileza de compartir las historias de tres pacientes con cáncer que trató en su clínica. El primero fue un hombre de cuarenta y ocho años, con un carcinoma bronquial de células pequeñas diagnosticado por medio de una resonancia magnética y una biopsia, que recibió radioterapia y quimioterapia durante cinco meses sin que la masa tumoral se redujese. Empezó con el tratamiento de NADH, el tumor se redujo y un año después del diagnóstico no había ni rastro de él. Doce años después, está vivo y bien, y sigue tomando NADH. En otro caso, un hombre de cincuenta y seis años con linfoma no Hodgkin anaplásico de células B en estadio dos se sometió a quimioterapia y radioterapia sin éxito. Rechazó el tratamiento convencional adicional y probó con el NADH. Dos años después no había indicios de la enfermedad, y el paciente sigue vivo y está bien en el momento de escribir estas líneas. Finalmente, el doctor Birkmayer me contó la historia de un paciente a quien le habían diagnosticado un tumor en la médula. El paciente rechazó la quimioterapia y optó por el NADH. Al cabo de seis meses, una tomografía computarizada no encontró ningún rastro del tumor. Y seis años después, el paciente sigue vivo y está bien.

Si bien estos informes no constituyen «pruebas», la pregunta sigue siendo: dado que las remisiones duraderas como estas son tan poco frecuentes en los pacientes con cáncer, ¿por qué los resultados como estos no sirven para justificar una investigación a gran escala sobre el NADH, para que podamos apoyar mejor a las personas que están lidiando con el cáncer?

CAPÍTULO ONCE

Fuerzas vitales energéticas

Empecé este libro intentando demostrar que el cáncer es una enfermedad citoplasmática más que nuclear. A continuación analicé la estructura y la naturaleza del citoplasma e intenté mostrar que es, cuando se encuentra en un estado saludable, agua estructurada (o en fase de gel). Después postulé que el agua estructurada es la esencia o la portadora de lo que se ha llamado *fuerza vital*, que ha recibido también otros nombres: cuerpo etérico (por parte de Steiner), fuerza neguentrópica (por parte de Schrödinger), *chi* (en la medicina china) o prana (en la medicina ayurvédica). En otras palabras: la vida es agua más sustancia llevada a la vida. Aunque esta afirmación pueda parecer esotérica de entrada, he propuesto que todos tenemos la sensación intuitiva de que la vida es algo más que conjuntos de sustancias inanimadas. Hay una fuerza implicada en la vida, una fuerza vital, que solo puede manifestarse a través del medio que es el agua.

La buena salud está inextricablemente asociada a una buena conformación cristalina del gel intracelular. Cuando gozamos de buena salud, generamos fácilmente la energía que necesitamos, dotamos de carga a nuestras células, producimos el tipo correcto de proteínas en las cantidades adecuadas a partir de nuestro ADN y miles de otras funciones celulares se ejecutan sin problemas. Pero cuando nuestro gel está distorsionado, por culpa de venenos como el DDT, el glifosato, la radiación, las fuerzas electromagnéticas, el aluminio de las vacunas o incluso los pensamientos y emociones destructivos, estamos más predispuestos a padecer enfermedades. El fundamento de la curación es la restauración de la integridad del gel intracelular al estado cristalino adecuado. Cuando digo *estado cristalino adecuado* estoy haciendo referencia a un estado basado en un modelo humano general que presenta modificaciones individuales, únicas en cada persona. Es decir, existe una configuración «normal» del gel intracelular, pero cada uno de nosotros la modificamos, hasta cierto punto, para moldear nuestra individualidad única.

Las intervenciones que he elegido exponer en este libro han sido utilizadas con éxito para tratar diversas enfermedades, el cáncer entre ellas. En esencia, todas estas intervenciones pretenden lograr que el gel intracelular del paciente recupere un estado más funcional, y cada una persigue este objetivo a su manera. Gerson lo hizo mediante la desintoxicación y el restablecimiento de la distribución del Na^+/K^+ en la membrana celular. El agua baja en deuterio lo hace proporcionándole a la persona enferma un agua adecuada, en lugar de agua pesada, la cual es muy problemática para muchas de nuestras funciones metabólicas. Y el NADH lo hace constituyendo la fuente del hidrógeno celular y facilitando, así, la materia prima para la producción de un H_2O intracelular puro.

El paso final, ahora que hemos limpiado el gel, restaurado la distribución iónica dentro y fuera de la célula y proporcionado una buena agua al paciente, consiste en contemplar la naturaleza de esta fuerza vital y hacernos una serie de preguntas: ¿cómo podemos aplicar esta fuerza directamente a la persona enferma? ¿Es posible hacerlo? En caso de que sí, ¿cómo se manifiesta esta fuerza? En otras palabras: una vez que tenemos las células limpias y agua saludable en nuestro cuerpo, ¿podemos aplicar esta fuerza directamente para «reorganizar» a la persona como un todo sano y coherente? Esta es una pregunta que ha mantenido ocupados a algunos de los mejores místicos, pensadores y sanadores del mundo durante milenios. Abordarla me resulta particularmente difícil (hay muchas cosas que aún no entendemos, así como muchos agujeros en la historia y la literatura de investigación), pero creo que también es uno de los caminos más prometedores que debemos seguir, porque nos lleva directamente al núcleo de la matriz intracelular y la fuerza vital misma, y haríamos bien en investigar lo más a fondo posible lo que puede dar de sí.

En este capítulo, me limitaré a la historia del uso de esta fuerza vital en los tiempos modernos, principalmente en Europa y América del Norte. Por supuesto, el trabajo con las fuerzas de la vida de ninguna manera comenzó en Europa o América del Norte en el siglo xx; de hecho, este período constituye apenas una parte minúscula del tiempo en que se ha estado desplegando esta rica tradición. La fuerza vital es la esencia de la medicina china, las tradiciones de curación chamánicas y la homeopatía europea. Pero para no extenderme demasiado y ser más claro, me limitaré a la historia occidental reciente y veré qué podemos comenzar a descubrir ahí.

La primera persona conocida que se interesó por el uso de la «energía», de los campos electromagnéticos en este caso, para influir en los procesos de enfermedad fue probablemente Nikola Tesla. Parece que esta fue su mayor pasión: averiguar cómo aprovechar el poder de los campos electromagnéticos para influir en el curso de las enfermedades. Pero aunque Tesla efectuó muchos descubrimientos importantes que constituyeron aportaciones para el mundo moderno, nunca avanzó mucho en la comprensión de cómo usar la energía para la curación. Plantó la semilla de una planta que aún tenemos que cosechar.

Un científico poco comprendido llamado Royal Rife llevó las cosas un poco más lejos. Rife fue un biólogo, ingeniero e inventor que vivió cerca de San Diego (California) a principios del siglo XX. A mediados de la década de 1930 logró el reconocimiento por su invención de un nuevo y potente microscopio, que tenía la resolución de los microscopios electrónicos modernos, con el que se podían examinar tejidos, células y organismos vivos (a diferencia de lo que ocurre con los microscopios electrónicos modernos, que requieren que los tejidos, las células o los organismos sean matados, arreglados y teñidos para poder examinarlos). Cientos de veces más potente que cualquier microscopio disponible en esos tiempos, el instrumento de Rife abrió las puertas a una nueva comprensión de los microorganismos y las células vivas.

Desafortunadamente, lo que Rife observó con su aparato no coincidía con las teorías populares sobre el papel de los microbios en la salud y la enfermedad. En esa época, como hoy en día, se postulaba que las bacterias y los virus, cada uno con su propio ciclo de vida y su propia historia, infectaban a otros organismos, como nosotros, y causaban enfermedades. En ese momento, sin embargo, se creía que el estreptococo, por ejemplo, solo podía existir en su forma unicelular habitual, ya fuera en nuestra garganta o no, y que si lo teníamos dentro, nos haría enfermar. Pero Rife vio bajo su microscopio que algunas bacterias son pleomórficas, lo que significa que pueden asumir distintas formas, y que la forma que asumen en cualquier momento dado depende de las condiciones en las que se encuentran. Constató que, a veces, algunas bacterias asumían una forma infecciosa, que es la que la ciencia moderna busca y reconoce. Bajo otras condiciones, las bacterias podían formar esporas. Y bajo otras condiciones, un organismo podía adoptar una forma hifal (o fúngica). La forma que desarrollaba el microorganismo dependía del medio en el que crecía o de las condiciones de crecimiento del huésped. Con el paso del tiempo, Rife pudo demostrar esto, utilizando su microscopio, a docenas de médicos interesados y curiosos, muchos de los cuales redactaron testimonios en respaldo de sus afirmaciones.

Las implicaciones de los hallazgos de Rife para la microbiología y la medicina son enormes. Descubrió que podía manipular el medio para determinar la forma. Mostró que la enfermedad «infecciosa» no proviene tanto del exterior (aunque en algún momento hay que estar expuesto) como del «terreno», es decir, de las condiciones del cuerpo y la mente, o, tal vez más exactamente, del cuerpo acuoso. En otras palabras: con un determinado pH o una determinada tensión de oxígeno, aparece una forma de espora. Con otro pH u otra tensión de oxígeno (u otra estructura del agua), se manifiesta la forma hifal. Este es un cambio de paradigma revolucionario en el modo en que entendemos y tratamos las enfermedades infecciosas, un nuevo paradigma que la medicina moderna aún no ha entendido o apreciado por completo en la actualidad.

En la década de 1930, Rife adquirió el convencimiento de que todos los pacientes con cáncer tenían un tipo particular de espora bacteriana en sus células, particularmente en las células cancerosas. Creía que había encontrado la causa del cáncer, o al menos la forma de un organismo que siempre estaría presente en las células de una persona que padeciese cáncer. Aunque falló el tiro en este sentido, creo que acertó en su determinación de que el estado de la célula (en particular, el estado de la matriz de gel) influye en la forma que adoptará un microorganismo, incluso la determina. Actualmente sabemos que todas las células y todos los tipos de tejido viven en conexión íntima con una cantidad ingente de microorganismos (los cuales residen en el tejido mamario, en el cerebro, incluso debajo de los párpados), y que la forma que adoptan estos organismos está influida en gran medida por el entorno en el que residen.

El siguiente paso de Rife, como ingeniero eléctrico y mecánico, consistió en exponer las formas de esporas que se encontraban en las células cancerosas a un «campo de plasma» que destruiría los organismos incluso en su forma de esporas resistentes. Desarrolló un dispositivo que es, hasta donde sé, imposible de recrear o comprender completamente, que destruía de manera fidedigna la forma de espora de la «bacteria del cáncer» en las placas de Petri. Pudo ver esto usando su microscopio, y otros médicos testificaron haberlo visto también. Luego, dio el paso crucial de exponer a animales con cáncer a sus campos de plasma, e informó de altas tasas de curación entre los animales infectados.

El siguiente paso, por supuesto, consistió en utilizar sus técnicas con personas enfermas de cáncer. En este punto, surge un escepticismo comprensible (si aún no ha surgido). Es difícil saber exactamente qué estaba haciendo Rife y no comprendemos del todo el campo de energía que estaba usando. A pesar de eso, considero que su trabajo es significativo y que vale la pena que tratemos de entenderlo, porque es razonable afirmar que cuando él y otros vieron esas formas de esporas (fueran lo que fueran en última instancia), pudieron encontrar una frecuencia energética que las «hacía estallar», y cuando ocurría esto, los animales (y, en algunos casos, las personas) parecían recuperarse. El trabajo de Rife es más opaco de lo que me gustaría, pero también ofrece uno de los ejemplos más claros del uso de la energía para erradicar rápidamente el cáncer; sobre esta base, creo que su labor merece ser reconocida y que hay que investigarla más para comprender mejor su potencial.

Si no sabemos qué era realmente el campo de plasma de Rife y los informes al respecto se encuentran en un pasado insondable, y si los casos, aunque fuesen ciertos, solo se consideran anecdóticos, ¿cómo podemos encontrar aquí algún tipo de base para abordar un trabajo científico riguroso? Algunos médicos que trabajaban con Rife en ese momento eran conscientes de la naturaleza controvertida de su investigación. Debido a esto, constituyeron una comisión compuesta por cinco patólogos y otros médicos de todo el país para supervisar y documentar un experimento de Rife con dieciséis pacientes con cáncer terminal. Los informes del ensayo afirman que catorce de los dieciséis pacientes con cáncer terminal tratados con el dispositivo de plasma de Rife se curaron.

El doctor Arthur W. Yale comentó lo siguiente:

El señor Rife ha logrado encontrar una frecuencia vibratoria que matará los distintos organismos invasores del cuerpo. [...] Después de haber usado este aparato durante casi dos años, el que escribe ha tenido la satisfacción de presenciar la desaparición de todos los tumores malignos siempre que el paciente ha seguido con el tratamiento.[1]

Y este es el comentario de otro médico:

Puse la mano sobre su estómago, que no era más que una masa sólida, casi tan extensa como mi mano abierta, algo así como la forma de un corazón. ¡Era absolutamente sólida! Y pensé para mis adentros que no había nada que hacer. Sin embargo, lo trataron con las frecuencias de Rife, y en el transcurso del tiempo, durante un período de seis semanas a dos meses, se recuperó por completo, para mi asombro.[2]

El doctor Robert J. Houston fue un colega de Rife que defendió el valor de los casos anecdóticos como estos en la búsqueda de las causas del cáncer y los tratamientos para este:

En el cáncer, los estudios de casos tienen un mayor grado de validez que en otras enfermedades. En el cáncer, la tasa de remisiones espontáneas es extremadamente baja, tan baja que es prácticamente cero. Por lo tanto, si tienes solo unos pocos casos, básicamente si tienes dos casos, tienes algo sólido. Así pues, considero que lo que se está descartando como evidencias anecdóticas es, en el cáncer, un campo de evidencias impresionante, porque constan muchos más detalles en los estudios de casos de los que puede incluir un ensayo clínico.[3]

Curiosamente, a pesar de que el enfoque de su tratamiento consistía en usar el aparato del campo de plasma sobre el paciente hasta que podía ver que las esporas bacterianas habían sido erradicadas, Rife comentó lo siguiente sobre la naturaleza del tratamiento:

En realidad, no son las bacterias en sí lo que produce la enfermedad, sino que la producen las sustancias químicas constitutivas de estos microorganismos al actuar sobre el metabolismo celular desequilibrado del cuerpo humano. También creemos que si el metabolismo del cuerpo humano está perfectamente equilibrado, no es susceptible de contraer ninguna enfermedad.[4]

Mi interpretación de la historia de Royal Rife es que parece claro que hubo pacientes con cáncer terminal que experimentaron una remisión de su enfermedad como resultado directo de que fueron expuestos al campo de plasma del artefacto de Rife. Parece ser que al usar el microscopio que desarrolló, con su capacidad de resolución muy superior a la de los microscopios habituales en ese momento, pudo ver con sus propios ojos si desaparecían los organismos que asociaba con el cáncer, en cuyo caso el paciente podría recuperarse. Y, finalmente, aunque el enfoque de su trabajo era documentar visualmente las formas de vida bacterianas pleomórficas, creía que era el entorno intracelular del paciente lo que permitía que se desarrollaran esas esporas vinculadas al cáncer. Para mí, si sustituimos las palabras *campo de plasma* por *fuerza vital*, *fuerza etérica* o *fuerza neguentrópica*, Rife y yo estamos hablando de lo mismo.

Con el paso del tiempo, Rife fue objeto de escrutinio por parte de las autoridades médicas y le ordenaron detener su trabajo. El campo de la medicina electromagnética en oncología y el uso de la tecnología de ondas de plasma para pacientes con cáncer quedaron en estado latente y solo resurgieron con el trabajo de un francés llamado Antoine Prioré en la década de 1960.

Principalmente inventor, físico e ingeniero, Prioré desarrolló un dispositivo de rayos de plasma que posiblemente fue el primero en usar ondas conjugadas y que, a mi entender, permitía al sanador dirigir la energía del aparato para que resonase con la energía del paciente. Podemos comparar este aparato con un dispositivo de afinación (un diapasón, por ejemplo) y al paciente con un piano. Si podemos encontrar la frecuencia de resonancia precisa, el diapasón acentuará el sonido de la nota que se está tocando. Mientras que Rife usó frecuencias destructivas para liberar al cuerpo de las formas de esporas de las bacterias que vio implicadas en el proceso del cáncer, Prioré empleó frecuencias resonantes del campo plasmático para apoyar la fuerza vital del paciente. Ambos, según las declaraciones de testigos presenciales, pudieron revertir el cáncer en animales y humanos.

En el caso del trabajo de Prioré, hubo numerosos informes de curación del cáncer (leucemia sobre todo) en animales en el transcurso de dos décadas, pero pocos informes en relación con sujetos humanos. Y como ocurrió con Rife, se produjo un conflicto con las autoridades médicas francesas, y el trabajo de Prioré fue detenido justo antes de que se pudieran realizar grandes ensayos clínicos con pacientes humanos.

Antes de referirme a los «dispositivos de energía» modernos, quiero reiterar que la intención de este libro nunca ha sido ofrecer una teoría o un plan de tratamiento completos. Mi intención es señalar que después de cincuenta años y miles de millones de dólares gastados en una determinada visión del cáncer, ya es hora de que corrijamos el rumbo y ampliemos nuestros horizontes. Si solo el 1% del dinero invertido en el cáncer en los últimos cincuenta años se hubiera destinado al estudio del dispositivo de plasma de Rife, los protocolos de Prioré, el agua baja en deuterio y otras intervenciones que he expuesto en este libro, imagina lo mucho más avanzados que podríamos estar hoy en día (por no mencionar lo que habría pasado si hubiéramos tomado la mitad de esos recursos y los hubiéramos dedicado a fomentar un medioambiente limpio, saludable y seguro). No debería sorprendernos que un médico de familia solitario que trabaja en una pequeña consulta en San Francisco y a quien el *establishment* médico ha impedido, a lo largo de toda su carrera, intentar acceder a terapias que podrían ayudar a los pacientes a sobrevivir y mitigar su sufrimiento no tenga la respuesta al tema del cáncer. La pregunta debería ser: ¿por qué el *establishment* médico, que afirma estar velando por nuestros mejores intereses, aunque claramente no lo está haciendo, no ha hecho el seguimiento de ninguna pista prometedora? Creo que todo el mundo debería hacer esta pregunta y exigir una respuesta.

Quiero responder mi propia pregunta con una historia de mi infancia. Cuando era niño, me fascinaban las historias de los indios americanos y otros pueblos indígenas. Cuando oí hablar de la conquista del continente americano por parte de los europeos, una cuestión pasó a atormentarme. ¿Por qué los europeos no pudieron tomar *una parte* del actual territorio estadounidense continental y dejar una parte decente para los nativos americanos? ¿Por qué lo necesitábamos todo? Nadie a quien haya conocido me ha dado una respuesta razonable a esta simple pregunta.

Hace unos diez años, leí un pasaje de un libro de Derrick Jensen que, haciendo referencia al manual del Ejército de Estados Unidos, describía cómo se manejaba el tema de los intercambios de prisioneros. El Ejército estadounidense tenía un problema: cuando uno de sus soldados era capturado por los indios americanos y llegaba el momento de intercambiarlo por un indio capturado, el soldado estadounidense se negaba a regresar a su régimen militar. Por otra parte, los indios salían disparados en cuanto podían para reunirse con su tribu. El manual describe varias técnicas para atraer a los soldados a su régimen, incluidas promesas de dinero, mujeres y alimentos, pero estas estrategias rara vez funcionaban. Esos «cautivos irredentos» solían encontrar que vivían mejor con los indios que los habían capturado.

Para mí, esto explica por qué los occidentales lo tomábamos, y lo tomamos, todo. Explica por qué el *establishment* del cáncer, para sobrevivir, debe erradicar cualquier posible opción de comprender o tratar la enfermedad. Pues cualquiera puede ver claramente que si se dejase una sola opción, por pequeña que fuese, toda la operación se iría al traste. Cuando empezase a correr la voz, se descubriría que el emperador está desnudo. Los miembros del *establishment* lo saben muy bien. Por eso deben tenerlo todo.

En el transcurso de más de dos décadas, he investigado o utilizado al menos una docena de artilugios promocionados como los equivalentes modernos de los aparatos de Rife o Prioré. Por lo general, el fabricante ofrece información sobre la interacción de la energía de su dispositivo con el paciente para demostrar que su máquina es la más moderna en el ámbito de la sanación energética actual. Algunos de estos aparatos son máquinas de Rife modernas, dispositivos de campo electromagnético pulsado y dispositivos biofotónicos que utilizan varias frecuencias energéticas o colores para fomentar la curación. He visto y utilizado aparatos de curación por medio del sonido, artilugios de terapia de color y artefactos que usan ondas de «conjugación de fase» para inducir un estado de energía elevado en el ser humano enfermo. He presenciado efectos positivos con todos ellos, pero no el tipo de prueba convincente que me llevaría a proclamar que alguno de ellos es revolucionario.

Al mismo tiempo, la comunidad de la investigación médica debería tener como una de sus principales prioridades la recreación de un dispositivo energético seguro y efectivo que pueda trabajar directamente con la fuerza vital neguentrópica. Este es el santo grial de la medicina, pues podría conducir a una inmensa reducción del sufrimiento a bajo coste. Una versión moderna y efectiva del aparato de Rife sería el mayor avance posible en medicina, un avance que no he visto suceder, pero espero ansiosamente.

La conclusión es esta: ciertos tipos de energía ambiental no solo son buenos para nosotros, sino necesarios para la vida. Por ejemplo, la energía del sol es un ingrediente crucial para casi todas las formas de vida que hay en el planeta. Del mismo modo, se ha visto que la energía de la Tierra misma, que actualmente se estudia como *earthing* ('toma de tierra') o *grounding* ('conexión a tierra'), es imprescindible para todas las formas de vida del planeta, incluidos los humanos. Otra fuente de «buena» energía es la «emitida» por los propios seres humanos, que se concentra especialmente en la palma de las manos. Esta energía beneficiosa puede explicar al menos parcialmente los beneficios que sentimos al tomar las manos de nuestros seres queridos o con prácticas como la «imposición de manos» o el *reiki*.

Algunos de los experimentos del doctor Gerald Pollack con el flujo del agua también muestran esta buena energía. Cualquier tubo hidrófilo sumergido en un vaso de precipitado con agua dará lugar a una pequeña capa de gel con carga negativa que recubrirá el tubo. Esto significa que también habrá protones libres (las cargas positivas correspondientes liberadas cuando se forme el gel) que irán al agua líquida del centro de ese tubo. Esos iones positivos se repelerán entre sí y desencadenarán el flujo dentro del tubo.

Si ponemos ese vaso de precipitado con agua con el tubo suspendido en una caja de plomo, protegiéndolo así de la influencia de cualquier tipo de energía, el flujo cesará. Si a continuación sacamos el vaso de precipitado de la caja y lo exponemos a la luz solar, el flujo se reanudará. Esto se debe a que el sol es la fuente de energía para la formación del agua en fase de gel que recubre el tubo. Si ponemos el vaso en la tierra, el flujo aumentará. Si le ponemos las manos encima, también aumentará. Incluso lo hará si ponemos nuestro perro o nuestro gato al lado del vaso de precipitado.

Por otro lado, si quieres ver el efecto de la energía del wifi en los sistemas vivos, pon tu teléfono móvil al lado del vaso y observa cómo cesa el flujo. Las fuerzas electromagnéticas «no indígenas» inhiben directamente la capacidad del cuerpo de formar un gel intracelular cristalino. En consecuencia, ninguna función celular tendrá lugar correctamente. Las fuerzas electromagnéticas no indígenas destruyen la vida al destruir la base de la vida, que es el gel intracelular.

A menudo pienso que el campo de energía curativa, ya sea la máquina de Rife, un sanador espiritual, el *reiki* o similares, estaría bien abastecido si pudiera darse cuenta de que la energía que está utilizando solo funcionará en la medida en que facilite la creación de un gel más saludable. También estoy convencido de que esta es la base fundamental de la homeopatía. El paciente describe su afección (alguna anormalidad del gel intracelular) y el homeópata la compara con la «frecuencia» del remedio. La resonancia de estas dos fuerzas unidas genera la posibilidad de curación. Esta también puede ser la razón por la cual estar cerca de personas cuya «energía» experimentamos como negativa tiene consecuencias tan nefastas para nuestra salud.

Muchas veces en mi vida, mientras lidiaba con un problema aparentemente irresoluble, dirigí la atención a cuestionarme si estaba haciendo la pregunta equivocada. Después de décadas de búsqueda del aparato de energía curativa realmente eficaz, se me ha ocurrido hace poco que puedo haber estado pasando por alto el dispositivo de sanación energética más sofisticado jamás creado: la conciencia humana. La física cuántica, que es el campo de la ciencia que se encuentra a la vanguardia de la comprensión de esta nueva biología de la que hablo, tiene claro que la conciencia humana es la fuerza fundamental a partir de la cual se crea nuestro universo. Como comentó Henry Stapp, físico del Laboratorio Nacional Lawrence Berkeley: «Hace casi un siglo que sabemos que esta creación teórica de la mente humana llamada *física clásica* es una ficción de nuestra imaginación».[5]

En otras palabras: el universo compuesto solamente por bolas de billar, esto es, por materia inerte, propuesto por Descartes y que constituye la base de nuestra medicina moderna, es una elaboración ficticia ideada por nuestra imaginación. El físico cuántico francés Bernard d'Espagnat lo expresó de esta manera: «La doctrina de que el mundo está compuesto por objetos cuya existencia es independiente de la conciencia humana resulta estar en conflicto con la mecánica cuántica».[6] Es decir, las pruebas experimentales directas han demostrado que la teoría de que hay un universo compuesto solo de «cosas» no se sostiene. El físico Max Planck comentó lo siguiente: «Considero que la conciencia es fundamental. Considero que la materia deriva de la conciencia. No podemos estar detrás de la conciencia».[7]

Entonces, lo que debemos plantearnos es cómo podemos poner el increíble poder creativo de la conciencia humana al servicio de la curación de nuestras enfermedades más insidiosas. Aunque tal vez no exista una respuesta clara o fácil a esta cuestión, sugiero que el mejor lugar donde buscar es en la confluencia de la oración y la meditación. Estas son las técnicas que se han estado utilizando durante miles de años para aprovechar el poder de la conciencia humana en favor del bienestar humano y universal. Y como señalaron el investigador Stephan A. Schwartz y el doctor Larry Dossey de manera muy elocuente, si la oración fuera un nuevo remedio que nuestras instituciones médicas pudieran patentar, sería aclamada como el mayor avance en la historia de la medicina.[8]

The Heart of Centering Prayer ('el corazón de la oración centrante'), descrita en detalle en el libro que lleva el mismo título, de Cynthia Bourgeault, es una técnica simple pero profunda para acceder al poder de la conciencia humana.[9] Lo hace conectando la mente con el corazón, el cual, como describí en mi libro

Human Heart, Cosmic Heart [Corazón humano, corazón cósmico], debería ser reconocido como el centro de la conciencia humana. La oración está concebida para ayudarnos a pasar del proceso del pensamiento, que pertenece al ámbito del cerebro, a la experiencia del saber, un proceso que yo vincularía con el corazón. *Pensar* —prefiero llamarlo *decidir*— es optar por una determinada carrera profesional porque el sueldo y los beneficios son atractivos. *Saber* es sentirnos atraídos por una profesión debido a la sensación interna de que estamos destinados a ejercerla. Decidir es elegir un compañero de vida porque es hora de establecerse. Saber es darnos cuenta de que nuestro destino está inexorablemente vinculado con el de la persona a la que amamos. La decisión a menudo surge del miedo: el miedo a no ganarnos la vida, a estar solos o a morir si no seguimos una terapia convencional. Y el saber proviene de un espacio de libertad, un espacio en el que somos conscientes de que la elección que efectuamos no podría ser otra.

Un amigo mío, un oncólogo que ayudó a desarrollar al fabricante farmacéutico independiente Abnoba la terapia de muérdago, que en la actualidad se usa ampliamente en el ámbito de la oncología europea, indicaba a cada nuevo paciente suyo con cáncer, siempre que el tiempo lo permitiera, que obtuviera información por parte de tantos tipos diferentes de profesionales de la salud como pudiera. Quería que los pacientes presentaran su caso al menos a un oncólogo convencional y a sanadores, naturópatas y terapeutas de muérdago como él, así como a su médico de familia. Una vez que el paciente había reunido esta información, le pedía que se tomara al menos una semana y meditara o rezara para ver qué rumbo iba a tomar. La recopilación de información era una forma de conectar con la actividad decisoria del paciente, centrada en el cerebro. Tras esto, el paciente podría profundizar y conectar con su camino interior, un proceso más vinculado con su corazón. Según la experiencia de mi amigo, los pacientes obtenían mejores resultados cuando elegían la terapia desde el corazón, fuera cual fuera. Los milagros como los que expongo en este libro tienden a suceder cuando las decisiones se toman desde este espacio.

The Heart of Centering Prayer ayuda a facilitar este proceso. Paradójicamente, como te mostrará la oración, los resultados no llegan a través de una implicación activa con el corazón, sino una vez que hemos superado la actividad pensante normal que acapara gran parte de nuestra conciencia. Cuando comenzamos a domesticar la «mente de mono», como se la llama en los círculos de meditación, a través de un proceso afín a la gracia, esta fuerza vital universal puede comenzar a revelarse. Cuando se toman decisiones desde esta posición de saber, se abren mundos que habían estado ocultos. No es una terapia para el cáncer o cualquier otra enfermedad, pero te ayudará a abrirte al poderoso mundo de las fuerzas invisibles y a una forma de conocer y proceder que es especialmente valiosa para quienes se enfrentan a enfermedades graves.

El hecho de que la meditación o la oración no sean terapias propiamente dichas es tal vez lo verdaderamente relevante. El cáncer, como he señalado, es una enfermedad compleja. Y quizá uno de los factores dentro de esta complejidad es que los humanos no somos conscientes de nuestra verdadera naturaleza. En lugar de que intentemos erradicar la enfermedad, lo que es necesario con urgencia es que despertemos, reconozcamos la naturaleza energética y espiritual de nuestro ser y dejemos que este despertar reorganice, reajuste y sane nuestro organismo físico.

TERCERA PARTE

Pasos prácticos para los individuos

CAPÍTULO DOCE

Un marco terapéutico básico para el cáncer

S i observamos la historia de la medicina, particularmente la medicina europea, en los últimos siglos, nos encontramos con dos puntos de vista diametralmente opuestos en cuanto a la filosofía del tratamiento. La que denominamos medicina alopática o convencional está totalmente orientada al diagnóstico y no le importa la experiencia del paciente. No lo digo en sentido peyorativo. Solo quiero decir que su objetivo es tratar a todos quienes padecen una faringitis estreptocócica de la misma manera, independientemente de cuál sea su edad y de cuáles sean sus síntomas o sus tendencias individuales. A los médicos les enseñan a encontrar el diagnóstico y después a emparejarlo con el tratamiento correspondiente a ese diagnóstico. Todas las personas con estreptococos reciben penicilina (o algún otro antibiótico), todas las personas con cáncer de páncreas reciben gemcitabina (en los casos en los que es posible, se las opera) y todas las personas con depresión reciben Prozac o un antidepresivo similar. No importa quién eres tú, por qué tienes esa afección o qué opinas de esa terapia.

En contraste, a la homeopatía tradicional o clásica *solo* le preocupa la experiencia del paciente. Una persona con faringitis estreptocócica recibirá un remedio, y a otra se le dará un remedio diferente para la misma enfermedad. La homeopatía se basa completamente en la experiencia del individuo, y la estrategia de tratamiento consiste en emparejar esta experiencia con el cuadro sintomático que se presenta cuando ingiere una determinada sustancia, a menudo venenosa. Por ejemplo, a alguien que ingiera belladona se le dilatarán las pupilas, sentirá miedo y a menudo tendrá fiebre y dolor de garganta. Si un individuo presenta esos síntomas, la belladona es su remedio. Si el paciente tiene estreptococos o no es irrelevante.

No podría haber dos formas más fundamentalmente diferentes de ver la medicina que las que encarnan la homeopatía y la medicina alopática. La medicina antroposófica salva esta distancia. Hay remedios típicos para cada enfermedad, pero el sanador siempre adapta la terapia a la experiencia del paciente. Como veremos, esto es pertinente en nuestro uso del muérdago, porque un paciente con cáncer que esté delgado y tenga aspecto de estar deshidratado puede mejorar con el muérdago que crece en los pinos, mientras que a una persona gruesa y caliente podría beneficiarla más el muérdago que crece en los manzanos. Algunos pacientes con cáncer han estado especialmente expuestos a toxinas ambientales, y les iría bien pasar por un proceso de desintoxicación contundente. En el caso de otros, lo más relevante es el retraimiento y el trauma emocional, y con ellos se debe emplear una estrategia más suave y cálida. La medicina antroposófica intenta fusionar la «realidad» del diagnóstico convencional con una sensibilidad profunda hacia el paciente que tenemos delante. Por lo tanto, es difícil crear marcos simples con respecto al tratamiento (es decir, tratar una determinada enfermedad con un determinado remedio). Cada persona es única y, por eso, cada prescripción debe ser individualizada. Este es el verdadero arte de la medicina.

La mayoría de los médicos que cuentan con una formación convencional no están preparados para practicar la medicina de forma individualizada, sobre todo porque nunca han oído hablar de ello. Pero cuando un médico es consciente de ambos lados y comprende en profundidad la naturaleza de la enfermedad, y es sensible respecto al ser humano que tiene delante, puede ser el catalizador de sucesos de curación mágicos y «milagrosos». Necesitamos más sanadores que sean capaces de trabajar de esta manera y en este momento no los tenemos, pues nuestro sistema de atención médica no los respalda ni los tolera.

En el marco que describo en este capítulo, dejo de lado la prescripción personalizada. Esto debe quedar claro desde el principio. No es mi intención que el marco que ofrezco reemplace la atención de un médico experto en el arte de la medicina. Solo pretendo que este marco ofrezca un punto de partida a los pacientes enfermos de cáncer. Sus fundamentos son mi revisión de la literatura médica relevante, mi experiencia personal con los pacientes y mis esperanzas en el futuro de la medicina y unos mejores resultados. Este marco también puede dar ideas que presentar a médicos de mente abierta para que las exploren si lo consideran oportuno. Pero fundamentalmente es un marco simplificado para un área de la vida que en realidad no encaja dentro de ningún marco. Estamos tratando con la vida de un ser humano y toda la complejidad que conlleva. No debemos olvidarlo nunca.

Además de sugerir que mis lectores encuentren un profesional que esté bien versado en el tratamiento integral de los pacientes con cáncer en la línea que describo aquí, creo que también es importante señalar que en los más de treinta y cinco años que he tratado a pacientes con cáncer, la mayoría de los que han tenido éxito se han sometido a cirugía además de exponerse a las intervenciones que analizo en este libro. Todos los pacientes tratados con muérdago de los que he hablado pasaron por una intervención de cirugía citorreductora (de reducción del volumen del tumor) y a continuación emprendieron la terapia de muérdago. Aunque Rudolf Steiner en algún momento indicó que, en el futuro, el muérdago debería poder reemplazar al bisturí, lo habitual es que, en todo el mundo, la terapia de muérdago vaya de la mano de la intervención quirúrgica. Los pacientes que en su momento fueron tratados con la máquina de Rife y el NADH de Birkmayer, y muchas personas que usan la terapia Gerson, han tenido éxito sin someterse a ningún tipo de intervención quirúrgica. De hecho, existe un importante acopio de investigaciones que apuntan a que extirpar quirúrgicamente el tumor primario facilita las metástasis distantes, y esto es exactamente lo que no queremos. No obstante, aunque está claro que el tumor no es la enfermedad (el cáncer es una disfunción citoplasmática), debe reconocerse que es mucho pedir al cuerpo que reabsorba una gran cantidad de células cancerosas. Mi experiencia indica que extirpar quirúrgicamente todo lo que se pueda eliminar de manera segura, seguido de la implementación de las terapias aquí sugeridas, es lo que produce el mejor resultado.

En cuanto al uso de la quimioterapia convencional junto con este programa, se trata de una combinación que cada persona debe abordar con su oncólogo. A veces, esta parece ser la mejor solución; en otras ocasiones, la quimioterapia es tan tóxica que el enfoque suave que se describe en este capítulo es ineficaz. Es una decisión que debe tomarse en función de cada caso.

El apéndice A ofrece opciones para la obtención de cada uno de los remedios que examino en este capítulo. Desafortunadamente, en algunos casos, generalmente debido a cuestiones legislativas, hay pocas opciones buenas (para los estadounidenses por lo menos), o ninguna. He elegido incluirlas de todos modos porque tengo la sincera esperanza de que en un futuro cercano se goce de libertad de elección y se pueda acceder a algunos remedios naturales que no están al alcance de todo el mundo en estos momentos.

Finalmente, mi objetivo en cuanto al tratamiento siempre ha sido poner el acento en aquello que uno puede hacer por sí mismo sin necesidad de recibir prescripciones o consejos por parte de expertos. Esto no siempre es posible o incluso aconsejable, pero en la medida de lo posible mi objetivo es empoderar a las personas y brindarles opciones de bajo coste que puedan usar de manera segura y efectiva en el hogar. Por esta razón, he evitado los protocolos que requieren medicación intravenosa y otras intervenciones clínicas u hospitalarias. No es que estas intervenciones, como la hipertermia y la vitamina C intravenosa, no sean útiles; solo ocurre que en estos momentos no son posibles para la gran mayoría de la gente. Tras esta introducción, procedamos a exponer los conceptos básicos del programa.

La dieta

Los principios alimentarios básicos en este marco terapéutico contra el cáncer son similares a los que he expuesto en mis libros anteriores. Es decir, ante todo, la base de la dieta debe ser la calidad, en todos los sentidos. Desde el suelo en el que se cultivan los alimentos hasta las técnicas de cosecha deben ser de calidad, y esta también tiene que estar presente en el almacenamiento de los productos y la preparación de los alimentos; incluso el estado emocional de las personas que cultivan, procesan y preparan los alimentos debe ser «de calidad». La calidad implica saber de dónde proceden nuestros alimentos, conocer a quienes los han cultivado y visitar sus explotaciones. Ojalá uno de los huertos en los que crezca tu comida sea el tuyo.

Otra forma de decir esto es que nadie que haya utilizado con éxito la dieta para curarse de una enfermedad grave ha comido huevos procedentes de gallinas enfermas y encerradas en jaulas en batería. Toda tu comida debe ser de la mejor calidad. Esto significa que has de consumir productos procedentes de animales de pastoreo, alimentos vegetales de cultivo biodinámico (que va más allá del cultivo ecológico) y agua pura. El libro *Nourishing Traditions* [Tradiciones nutritivas], de Sally Fallon, debería ser tu guía alimentaria, y el trabajo de la fundación Weston A. Price puede aportarte información valiosa sobre dónde obtener y cómo preparar los alimentos. Tras haber presentado esta información general, las personas con cáncer deben tener en cuenta una serie de puntos específicos.

Los macronutrientes

Debes tener en cuenta la cantidad de grasas, proteínas y carbohidratos que consumes (estos son los macronutrientes). El principio general es buscar las grasas de mejor calidad (*ghee* o mantequilla procedente de animales alimentados con pasto, aceite de coco y aceite de oliva) y comerlas sin restricciones, bajo la guía del propio gusto y el propio instinto. El consumo de proteínas debe ser moderado, correspondiente aproximadamente al tamaño de una baraja de cartas dos veces al día. Y los carbohidratos deben contarse, para consumirlos en cantidades limitadas. Cada persona debería esforzarse por consumir solo entre veinte y treinta gramos de carbohidratos en total, entre todos sus alimentos, dos veces al día. Hay muchos buenos libros y pautas adecuadas que explican cómo contar los carbohidratos en los alimentos habituales. Muchos experimentarán fatiga, al principio, con un consumo de carbohidratos tan escaso; si es así, la mejor estrategia es ir reduciendo poco a poco la cantidad hasta llegar a la indicada, para dejar que el cuerpo se adapte a obtener su combustible de las grasas, lo cual ocurre, normalmente, en un plazo aproximado de seis a ocho semanas.

Atenerse a unos tiempos

El objetivo de atenerse a unos tiempos es estar en cetosis en determinados períodos del día y del mes, lo que significa que el cuerpo estará quemando grasa para obtener combustible en lugar de glucosa. La cetosis presenta muchos beneficios comprobados para los pacientes con cáncer y para la mayoría de las personas. El proceso de la cetosis quema el exceso de grasa corporal, reduce la inflamación, incrementa el flujo de sangre en el cerebro y estimula la apoptosis, que es una de las formas más importantes en que el cuerpo se deshace de las células cancerosas. La manera más simple y práctica de establecer unos tiempos para inducir la cetosis consiste en restringir la ingesta a un período de seis horas diarias y ayunar (bebiendo solo agua) durante las otras dieciocho horas. En términos prácticos, es mejor tomar una buena comida a las ocho de la mañana, una segunda buena comida a las dos de la tarde, y tomar solo agua entre las dos y media de la tarde y las ocho de la mañana siguiente. Puedes modificar los tiempos en función de tus necesidades, pero este ritmo consistente en comer dentro de seis horas y ayunar durante unas dieciocho horas es una buena estrategia a largo plazo.

Además, a menos que tengas un peso inferior al normal, un ayuno de tres días una vez al mes, en el que solo consumas agua, te será útil para intensificar la cetosis y respaldar todos los beneficios para la salud que proporciona la cetosis nutricional. Hay buenos libros que explican en detalle cómo hacer varios tipos de ayuno en los que lo único que se consume es agua. Ahora bien, si pesas menos de lo normal o estás perdiendo peso, te aconsejo que prescindas del ayuno de tres días.

El caldo de huesos

Tomar de dos a seis tazas de caldo de huesos al día constituye una parte importante de una dieta saludable contra el cáncer. Las células utilizan las proteínas contenidas en el caldo de huesos como base para estructurar su agua interior. Las proteínas del caldo de huesos están hechas de unos aminoácidos diferentes de los que están compuestas las proteínas de la carne. A menudo hay un déficit de estos aminoácidos en las dietas occidentales, lo que conduce a unas estructuras de soporte débiles y a una escasa capacidad de crear un gel intracelular saludable.

Todos los huesos utilizados para hacer el caldo deben proceder de animales de explotaciones ecológicas alimentados con pasto, ya que el heno y los piensos comerciales suelen estar muy contaminados con glifosato. El libro *Nourishing Broth* [El caldo nutritivo], de Sally Fallon, entra en detalles sobre la historia del caldo de huesos y ofrece estrategias prácticas sobre la forma de hacerlo en casa.

Los vegetales

Los vegetales constituyen la parte terapéutica de las dietas tradicionales. Las grasas y las proteínas se utilizan para construir las estructuras, y los nutrientes de las plantas proporcionan las sustancias químicas que nos ayudan a prevenir y tratar las enfermedades. Por lo tanto, todos deberíamos comer una amplia variedad de vegetales todos los días. Esta estrategia encaja perfectamente con el marco de la ingesta restringida de carbohidratos que estoy presentando. Además de los productos de huerta habituales, deberías intentar incluir diversos vegetales silvestres y perennes que contienen una buena concentración de nutrientes, del tipo puerros salvajes, alcachofas, verduras silvestres, *Gynura procumbens*, espinacas de Okinawa y muchos otros. También deberías comer plantas medicinales todos los días, entre ellas *ashitaba* (fresca o en polvo [una o dos cucharaditas por día]), raíz de bardana (fresca o en polvo [una o dos cucharaditas por día]) y cúrcuma (entre dos y cuatro cucharadas diarias). Es preferible que calientes estas plantas o polvos en una sartén con *ghee*, después saltees el resto de la comida encima y acabes añadiendo pimienta negra recién molida. Finalmente, debes beber a diario entre dos y cuatro tazas de infusión de chaga, junto con dos gotas suministradas con un cuentagotas de un extracto alcohólico de chaga, dos veces al día, para asegurarte de obtener tanto los componentes solubles en agua como los componentes solubles en grasa del hongo chaga. (El alcohol extrae los nutrientes solubles en grasa).

Una de las formas más fáciles de incluir estos vegetales y polvos en la dieta es comenzar cada día con una sopa de caldo de huesos. Para hacerlo, calienta una cantidad generosa de *ghee* procedente de animales alimentados con pasto en una sartén y disuelve en él una o dos cucharadas de polvo de cúrcuma hasta que se mezcle. Añade entre tres y siete vegetales diferentes y saltéalos hasta que queden suaves. Incorpora el caldo de huesos casero. Lleva a ebullición y baja el fuego para cocer a fuego lento. Añade polvos vegetales y algunos vegetales marinos en polvo, deja que la mezcla se cueza a fuego lento unos minutos más y finalmente viértela en un tazón con una cucharada de miso y *natto* fermentados naturalmente. Este es uno de los desayunos más agradables que he comido, y lo he tomado casi todos los días durante los últimos tres años.

Los fermentos

Todas las personas, especialmente todas las que tienen problemas de salud, deberían comer alimentos fermentados a diario. Esto incluye diversos alimentos de todas las categorías: productos lácteos fermentados (como yogur, kéfir, requesón o queso), soja (miso, *natto*), carne, verduras, frutas y cereales. Las verduras fermentadas de forma natural, especialmente el chucrut, son particularmente importantes. (Añade una cucharada de chucrut a tu sopa de desayuno recién preparada). Incluye una pequeña cantidad de algún alimento fermentado en cada comida para que te ayude con la digestión. Los alimentos fermentados se encuentran prácticamente en todas las culturas y cocinas tradicionales de todo el mundo.

En relación con tu dieta, sé creativo, disfruta tu comida, experimenta, comparte comidas con amigos y seres queridos, y en la medida de lo posible, conoce a las personas que cultivan y procesan tus alimentos. Esto enriquecerá tu vida de muchas maneras indescriptibles.

Los suplementos

Hay una serie de suplementos que he presentado en este libro que forman parte de este marco terapéutico contra el cáncer.

El agua de mar isotónica de Quinton

El primer suplemento que aconsejo a todos los pacientes con cáncer, o que padecen casi cualquier otra enfermedad grave, es el agua de mar isotónica de Quinton. Como indiqué en el capítulo cuatro, esta no es solo la mejor fuente de todos los minerales necesarios, sino que también actúa esencialmente como un suplemento de agua «estructurada». Se vende en botellas de litro o en ampollas individuales y la dosis inicial habitual es de treinta mililitros diarios, repartidos en dos dosis iguales.

El NADH

El segundo suplemento importante para ayudar a las personas que tienen cualquier tipo de disfunción mitocondrial o energética es el NADH. En el caso del NADH, la marca es crucial. Solo la empresa Birkmayer vende una modalidad oral que es completamente funcional. La dosis inicial habitual es de ocho tabletas dos veces al día del NADH Rapid Energy con el estómago vacío. Deja que se disuelva completamente en tu boca. Cuando lleves algunos meses con esta dosis, puedes reducirla a cuatro tabletas dos veces al día durante los próximos seis meses.

El extracto de *Strophanthus*

También recomiendo el extracto de *Strophanthus*. El extracto de semilla es la única modalidad efectiva; el *Strophanthus* preparado homeopáticamente no parece ser efectivo y la ouabaína como sustancia química pura parece tener poco o ningún efecto. La dosis es una cápsula tres veces al día con el estómago vacío.

La melatonina

Otro suplemento que deberían plantearse tomar todos quienes están lidiando con el cáncer es la melatonina. En la cosmología de Rudolf Steiner, este trató repetidamente sobre su concepto de nuestros cuatro «cuerpos», cuyos detalles se pueden encontrar en muchos de sus escritos y en mi libro *The Fourfold Path to Healing* [El camino cuádruple a la curación]. Steiner expuso que no solo estamos hechos de un cuerpo físico, sino también de un cuerpo etérico o acuoso, un cuerpo astral o aéreo y un ego o cuerpo cálido. Este libro ha tratado principalmente sobre el papel y la función de nuestro cuerpo acuoso o etérico y sobre cómo este interactúa con nuestra sustancia física en la salud y la enfermedad.

Otra de las enseñanzas fundamentales de Steiner es que cuando dormimos o cuando estamos en coma conservamos nuestra sustancia (es decir, el cuerpo físico), todavía estamos vivos, por lo que el cuerpo etérico o acuoso permanece, pero el alma (la conciencia) y el ego (la autoconciencia) abandonan el «complejo» etérico-físico. Esta separación permite que el cuerpo etérico y el físico se curen sin que se interpongan las exigencias de las dinámicas emocionales y mentales de la vigilia. Este concepto se refleja en el lenguaje corriente cuando decimos que una persona en coma es un «vegetal» o se encuentra en estado «vegetativo», es decir, es una planta en lo que respecta a la composición de su cuerpo. Pero lo importante aquí no es el uso del lenguaje, sino que durante el sueño nuestro cuerpo acuoso no se ve obstaculizado en su interacción con nuestro cuerpo físico, de manera que es entonces cuando se produce la curación. Este concepto también lo está reconociendo actualmente la medicina convencional a medida que vamos sabiendo más sobre la importancia y el poder curativo del sueño.[1]

Sin lugar a dudas, la sustancia física más vinculada al sueño es la hormona melatonina. La melatonina no solo se produce en el cerebro, sino también en otros tejidos, como los intestinos, el timo, la médula ósea y las células del sistema inmunitario. Se segrega principalmente cuando estamos dormidos, en mayor cantidad cuando dormimos en una habitación completamente oscura, y su síntesis es inhibida por la exposición a campos electromagnéticos no naturales. La mayoría de nosotros producimos poca o ninguna melatonina después de los cincuenta años, y las personas que tienen enfermedades relacionadas con la edad suelen experimentar alivio cuando se reabastecen de ella. Algunas de las afecciones para las cuales la melatonina ha demostrado ser beneficiosa son las infecciones, enfermedades cardiovasculares como la hipertensión, el estrés oxidativo, el alzhéimer y otras enfermedades neurodegenerativas, la degeneración macular y el cáncer. La melatonina logra su efecto a través de varias vías bioquímicas, incluidas la estimulación inmunitaria, el incremento de la apoptosis, la protección contra el daño por radiación, la inhibición de la telomerasa y muchas otras. Se ha demostrado que la administración de suplementos de melatonina mejora la supervivencia, potencia la quimioterapia y estimula la regresión tumoral.[2] Según la literatura médica, se ha visto que todos los parámetros de la terapia contra el cáncer mejoran con la administración de suplementos de melatonina.

La literatura sobre el papel de la melatonina en la mejora de los parámetros del cáncer es sólida y convincente. Lo que no contempla esta literatura es que la melatonina es el correlato o marcador hormonal o físico de la actividad del cuerpo etérico o acuoso cuando opera sin obstáculos, lo cual solo ocurre durante el sueño. Debido a esto, su uso está justificado en el enfoque

que estoy presentando, que es un enfoque curativo del cuerpo acuoso del ser humano.

La dosis más efectiva de melatonina para enfermedades no relacionadas con el cáncer parece ser mucho mayor que las dosis comúnmente utilizadas. Las siguientes dosis recomendadas reflejan estados fisiológicos óptimos. En caso de no haber cáncer, la dosis es de ciento ochenta miligramos antes de acostarse; en caso de prevención del cáncer o como coadyuvante en el tratamiento del cáncer, la dosis óptima es probablemente sesenta miligramos cuatro veces al día antes del desayuno, el almuerzo, la cena y la hora de acostarse. Como en el caso de todas las aplicaciones terapéuticas, debes dosificar la melatonina de acuerdo con el oncólogo u otro médico que te esté tratando.

El agua

El agua ideal para el consumo general no debe contener toxinas ni aditivos y debe ser baja en deuterio, y proceder de vórtices naturales. Idealmente, en lugar de depender de sistemas individuales caros, las comunidades tendrían que unirse para proporcionar agua a todos. Desafortunadamente, esta situación ideal está lejos de ser la realidad para la mayoría de las personas. En lugar de ello, bebemos agua con alto contenido en deuterio y llena de componentes tóxicos, como cloraminas, fluoruros, residuos de medicamentos y una gran cantidad de otras sustancias indeseables. Obviamente, esto es algo que debe tener en cuenta toda persona que busque curarse de una enfermedad crónica. En este momento, no conozco opciones perfectas. Hay algunas empresas que venden agua que ha sido procesada para contener cantidades más bajas de deuterio, y esta es el agua que ha dado lugar a los resultados beneficiosos comentados en el capítulo nueve.

Hay dos estrategias habituales en cuanto al consumo de agua baja en deuterio. La primera es reducir gradualmente la cantidad de deuterio en toda el agua potable a lo largo de varios meses. La segunda es comenzar con un agua muy baja en deuterio (25 ppm) y dejar que esa agua vaya reduciendo la cantidad de deuterio presente en nuestras células. Yo prefiero el primer enfoque: procura que toda el agua que bebas durante los primeros dos meses contenga aproximadamente 125 ppm de deuterio. Después, baja a 105 ppm durante dos meses, 75 ppm durante otros dos meses y finalmente 60 ppm durante los siguientes seis meses. Algunos especialistas recomiendan comprobar la cantidad de deuterio presente en los tejidos y dejar que este dato guíe la terapia. Este es un enfoque novedoso y debería investigarse a fondo.

Hay empresas que venden agua procedente de la escorrentía glacial de la cordillera de las Montañas Rocosas que contiene 135 ppm de deuterio aproximadamente. Esta agua está embotellada en plástico, lo cual está lejos de ser ideal, y permanece en las botellas durante meses, lo que significa que probablemente habrá perdido toda su estructura en el momento de consumirla. Además, reducir el contenido de deuterio a 135 ppm podría no ser suficiente para ser terapéuticamente relevante.

Hay una necesidad apremiante de que la tecnología produzca agua baja en deuterio de manera segura para todas las comunidades. Debería producirse en las diversas partes por millón mencionadas anteriormente, pasarse por un vórtice y distribuirse a bajo coste envasada en botellas de vidrio. Hasta entonces, es mejor ponerse en contacto con las empresas que menciono en el apéndice A que pueden proporcionar agua baja en deuterio y aconsejar sobre su consumo.

El muérdago

Entre todas las intervenciones que describo en este libro, el muérdago es la que más requiere encontrar un profesional con amplia experiencia en su uso; es fundamental. Empecé a usar el muérdago con pacientes a finales de la década de 1980 y desde entonces he tratado a cientos de pacientes con él. Como ocurre con todo aquello que vale la pena estudiar, cuanto más sepas sobre él, más preguntas tendrás. Mi impresión general respecto al muérdago es que somos demasiado «tímidos» en su empleo. El muérdago causará una reacción local significativa si se administra por medio de una inyección subcutánea según el procedimiento habitual. Y puede producir, y producirá, una fuerte respuesta febril si este es el objetivo deseado. Mi experiencia es que para ver un beneficio hay que estimular una respuesta visible y clara. Durante los últimos cinco años, solo he usado las inyecciones de muérdago de la marca Helixor, porque el muérdago de Helixor parece producir las respuestas más fiables, así como los mejores resultados clínicos.

En Alemania y la mayor parte de Europa, hay muchos preparados de muérdago disponibles. El más utilizado y estudiado es el Iscador, un tipo de extracto de muérdago fermentado, pero muchas empresas han experimentado con varios preparados para aumentar su eficacia. Algunos de ellos concentran los ingredientes activos, que son las viscotoxinas y las lectinas. También hay variedades no fermentadas y variedades de distintos árboles, todas las cuales concentran unos ingredientes activos diferentes, e incluso hay algunos preparados que incorporan lectinas de muérdago purificadas de nuevo a las ampollas.

Helixor vende un preparado de muérdago sin fermentar hecho de muérdago que crece en el abeto, el manzano o el pino. Cada uno de estos productos tiene propiedades diferentes y está indicado para distintos tipos de cáncer (y de personas). La empresa tiene un sitio web que explica las propiedades de cada tipo de muérdago, y cuenta con un programa para que cualquier paciente o médico de cualquier parte del mundo pueda solicitar a los médicos de Helixor orientación sobre qué muérdago es el adecuado y las pautas para su uso. Aconsejo que todos los pacientes y médicos que se estrenen en el uso del muérdago aprovechen al máximo la experiencia de los médicos de Helixor para orientarse en la terapia.

En general, cuando un médico debe ocuparse de un paciente con cáncer, el primer paso del proceso consiste en emparejar el sitio del tumor primario con el tipo de muérdago que complementa ese tipo de tumor. En el caso del cáncer de próstata, por ejemplo, es el muérdago que crece en los abetos. A continuación, el paciente empieza a aplicarse inyecciones de este muérdago por vía subcutánea en el abdomen, un proceso que prácticamente todos los pacientes aprenden con facilidad, tres veces por semana. A partir de la serie 1, se aumenta gradualmente la dosis hasta que el muérdago produce un enrojecimiento localizado (de, al menos, dos centímetros y medio de diámetro) o fiebre. La dosis se mantiene en este nivel hasta que el paciente deja de reaccionar, momento en el que vuelve a incrementarse. Esta estrategia de una inyección tres veces por semana genera una especie de diálogo entre el sistema inmunitario del paciente y el muérdago. Incrementamos la potencia hasta que el sistema inmunitario nos dice que ha sido estimulado. Mantenemos esa dosis hasta que no se produce ninguna reacción, y después volvemos a aumentarla. De esta manera lenta y gradual, vamos subiendo desde un miligramo del muérdago de abeto más débil hasta ciento cincuenta miligramos del muérdago de pino más fuerte. Siempre continuamos con el mismo árbol hasta que no se producen más reacciones con ese tipo de muérdago. De esta manera, a lo largo de los años van teniendo lugar una interacción y un diálogo continuos entre la reactividad inmunitaria del paciente y el muérdago.

Por supuesto, aparecen muchas pequeñas cuestiones en el curso de la terapia. Es entonces cuando es fundamental contar con el apoyo de un médico experimentado y hablar con el personal de Helixor, que es rápido, eficiente y generalmente perspicaz. El muérdago de Helixor, según mi experiencia, da lugar a las fiebres y respuestas locales más contundentes. Mis resultados clínicos cuando pasé a usar solamente este producto superaron con creces los de cualquier otro preparado que había usado en el pasado. (Todos los pacientes cuyos casos expuse en el capítulo siete usaron el muérdago de Helixor).

El muérdago de Helixor está actualmente disponible en todos los países del mundo *excepto* Estados Unidos. Puedes rellenar un formulario en línea y recibir el muérdago de Helixor en la puerta de tu casa en cuestión de semanas si vives en la Antártida, Yemen, Cuba, Haití, Bolivia o Francia, junto con instrucciones explícitas para su uso. Las únicas otras cosas que necesitas son una caja de jeringas de tres mililitros y agujas de dieciséis milímetros de longitud y un calibre de medio milímetro, y un vídeo de YouTube sobre cómo administrarte una inyección subcutánea en el abdomen. La entrega y el uso de estos materiales se consideran seguros y legales en todos los lugares del mundo excepto en Estados Unidos. Cabe preguntarse por qué esto es así.

Limitar o eliminar la exposición a frecuencias electromagnéticas

La premisa principal de este libro es que un gel citoplasmático saludable equivale a una buena salud. Cuando nuestro gel citoplasmático se degrada, nuestra salud se deteriora y acaban por manifestarse enfermedades como el cáncer. A lo largo del libro he avanzado paso a paso a través del proceso que lleva desde la degradación del gel citoplasmático hasta la aparición del cáncer. El gel citoplasmático se forma a partir del agua que hay en nuestro cuerpo, que es organizada en forma de gel por las fuentes de energía ambiental de nuestro entorno. Esto se muestra en uno de los experimentos del doctor Pollack con la circulación del agua en un vaso de precipitado a través de tubos hidrófilos. Si se introduce un tubo hidrófilo en un vaso de precipitado con agua y este conjunto se mete en una caja de plomo, no se forma ningún gel y no fluye agua a través del tubo. Pero si se saca el vaso de precipitado de la caja de plomo y se expone a la luz solar, se formará una capa de gel dentro del tubo. La ausencia del plomo y la adición de luz solar separa las cargas presentes en el agua y comienza el flujo. Lo mismo sucede si se coloca el vaso de precipitado en la tierra o incluso si se le ponen las manos encima. Hay muchas fuentes de energía ambiental que los sistemas biológicos pueden usar libremente para crear geles dentro de los cuerpos y células. Esta es la energía de la vida.

Una de las fuentes principales (tal vez *la* fuente principal) de energía destructiva que, en lugar de ayudarnos a crear un gel saludable, perturba nuestra capacidad de formar un gel citoplasmático sano es la radiación no ionizante, también conocida como *campos electromagnéticos*. Mientras los humanos y otras formas de vida estemos sujetos a los niveles actuales de radiación no ionizante, el problema que tenemos con el cáncer nunca se resolverá. Quizá lo primero que debería hacer cualquier persona con cáncer, o cualquiera que sospeche que pueda tener cáncer, o que esté preocupada por tener cáncer algún día (todos nosotros, en definitiva), es protegerse de la exposición a los campos electromagnéticos (CEM) en la mayor medida posible.

Las investigaciones científicas que vinculan la exposición a los CEM con el uso de las herramientas tecnológicas actuales como los ordenadores, los televisores, las tabletas, los teléfonos móviles y todos los demás dispositivos electrónicos son inequívocas. La exposición normal a los CEM por parte de la población actual es carcinógena, particularmente en el caso del cáncer cerebral y aún más particularmente en el caso del cáncer cerebral en niños. La relación causal depende de la dosis, como cabe esperar de cualquier exposición carcinogénica. Es decir, cuanto mayor es la exposición, más probable es que se desarrolle un cáncer. Te animo a que leas todo lo que puedas sobre este tema.[3]

Tengo cierta renuencia a tratar este asunto en detalle, en parte debido a la sensación de impotencia que suscita. (También creo que me falta mucho por aprender a este respecto, ya que el tema es muy amplio). No está claro que se tenga alguna forma de protegerse de la exposición actual y habitual a los CEM. Además, con el lanzamiento de la tecnología 5G a partir de 2019, es probable que la situación empeore exponencialmente. Es posible que en los próximos años la vida biológica del planeta se encuentre sometida a una exposición tóxica tal que lleve a que la exposición a elementos como el plutonio, el DDT y los plásticos parezca un juego de niños. El mero hecho de que no «sintamos» nada cuando estamos expuestos a campos electromagnéticos no significa que no tenga ningún efecto adverso. Nos enteramos de lo erróneo que es este argumento a través de nuestra exposición a los rayos X en las exploraciones rutinarias.

De todos modos, últimamente he descubierto algunas estrategias que nos permiten mitigar, al menos, parte del daño causado por la exposición a los CEM. En el apéndice A tienes más información al respecto. Insto a cualquier persona que tenga cáncer a que no solo se plantee usar estas estrategias lo antes posible, sino a que realmente las implemente, y que lo haga ahora mismo. Aunque falta investigar sobre el efecto terapéutico de estas intervenciones, se ha demostrado que al menos reducen los efectos nocivos que tiene la exposición a los CEM en algún aspecto de nuestra biología. La primera son unas pulseras elaboradas por Energy Armor, que están impregnadas de unos cristales que parecen reducir los efectos tóxicos de la exposición normal y habitual a los CEM. Estas pulseras funcionan mejor junto con alfombras de puesta a tierra y conexión a tierra, que son vendidas por Radiant Life.

La segunda intervención es la sauna terapéutica llevada a cabo dentro de la jaula de Faraday construida por SaunaSpace. Se ha demostrado que la sauna terapéutica junto con la terapia de luz roja e incandescente mitiga algunos de los efectos de la exposición a los CEM, y este producto te permite realizar tu sauna dentro de una especie de «tienda de campaña» que te protege de la exposición a estos campos. Y, finalmente, en la actualidad hay tecnologías simples que puedes usar para convertir tu dormitorio en una zona libre de CEM. Esto te permite pasar al menos unas ocho horas diarias en un espacio «ancestral» que contenga solamente los niveles ambientales de CEM (es decir, los que había antes de que intervinieran los humanos). Espero que esto le permita a tu cuerpo sanarse por la noche mitigando algunos de los efectos tóxicos de su exposición a los CEM. Shielded Healing ofrece estas herramientas tecnológicas, y también efectúa evaluaciones de los CEM en los domicilios.

La información sobre los campos electromagnéticos es pertinente en cualquier libro que verse sobre la salud y la enfermedad humanas. En última instancia, tenemos que afrontar el hecho de que estamos destruyendo la posibilidad de que exista vida biológica saludable en el planeta. No se han realizado estudios para comprobar el grado de seguridad del despliegue tecnológico más ingente de la historia. Estamos en medio de una crisis existencial y espiritual, y la forma que tengamos de abordarla puede determinar nuestro futuro.

Otras intervenciones

Por supuesto, hay un número casi infinito de intervenciones valiosas y no tóxicas que han ayudado y seguirán ayudando a personas con problemas de salud, incluidas las enfermas de cáncer. Las que relaciono son, según mi experiencia, las más prometedoras, y todas apoyan mi tesis sobre la etiología del cáncer. Hay algunas otras intervenciones que vale la pena mencionar brevemente que también pueden ser útiles.

La sauna terapéutica

No debería sorprendernos que cualquier terapia que simule la fiebre sea útil para los pacientes con cáncer. Una de las formas de aplicar este viejo enfoque es la sauna terapéutica o la terapia de calor, como las que se llevan a cabo dentro de cámaras de sudoración. La sauna terapéutica que combina los efectos de «limpieza» del gel que tiene el sudor con la estimulación inmunitaria del calor, junto con el impulso energético derivado de la exposición a ciertas longitudes de onda de la luz, fomenta nuestro objetivo de producir un gel intracelular más saludable. El equipo de sauna que cumple estos requisitos es el sistema de SaunaSpace, en el que se combinan la terapia de calor y la de color dentro de un recinto de Faraday en el que no entra ningún campo electromagnético. Como en el caso de cualquier sauna, el tiempo de uso debería ser determinado individualmente, pero en general se permanece en este entorno entre veinte y treinta minutos diarios.

La vitamina C

Las dosis altas de vitamina C, especialmente las administradas por vía intravenosa, constituyen otro enfoque terapéutico importante para los pacientes con cáncer. Las altas dosis de vitamina C se convierten en peróxido de hidrógeno dentro de las células, el cual es muy tóxico, específicamente para muchos tipos de células cancerosas. Se puede considerar una modalidad de quimioterapia mínimamente tóxica. La vitamina C también es un cofactor necesario en la formación del colágeno, es decir, las proteínas que conforman la matriz intracelular sobre la cual se estructura el agua intracelular. Y, finalmente, ayuda a mejorar la función inmunitaria, lo cual es útil a muchas personas que deben lidiar con enfermedades crónicas.

Si bien la mayoría de las dosis altas de vitamina C se administran por vía intravenosa, en los últimos años se ha demostrado que la vitamina C liposomal, un desarrollo más reciente, tiene casi el mismo efecto que la aplicación intravenosa. Dado que las células cancerosas absorben la vitamina C, que es similar a la glucosa desde el punto de vista químico, con mayor ansia en condiciones de ayuno, se pueden tomar de manera segura y efectiva altas dosis de vitamina C liposomal al final de un ayuno corto con buenos resultados. Yo empiezo a la hora dieciséis de un ayuno intermitente diario con cinco gramos de vitamina C liposomal oral cada quince minutos hasta llegar a las diez dosis. Esto significa una ingesta de cincuenta gramos de vitamina C liposomal, aproximadamente la misma dosis que se utiliza en la mayoría de las terapias intravenosas. Al final de las diez dosis, espera treinta minutos, y entonces podrás romper el ayuno. Puedes seguir este procedimiento dos o tres veces por semana durante muchos meses; ha sido efectivo en muchos casos de cáncer.

Los enemas de café

Los enemas de café son una intervención simple y directa que se encuentra en muchas terapias holísticas contra el cáncer. La razón de ello es simple: la cafeína infundida rectalmente dilata el conducto biliar común, lo cual permite que la bilis desemboque más fácilmente en el intestino delgado. (Esto es como ser más eficiente a la hora de «sacar toda la basura a la calle» y evitar así que se acumulen toxinas en la sangre, las células y los tejidos). La terapia Gerson suele incluir enemas de café cada dos o cuatro horas durante la fase intensiva. Muchas personas consideran que someterse a un enema de café al día las ayuda a mejorar su bienestar general y a evitar la sensación de malestar y letargo resultante de no ser capaces de eliminar las toxinas. Hay muchas buenas instrucciones para hacerse enemas de café en Internet, que incluyen el mejor equipo que se puede usar, la cantidad de café apropiada e incluso el mejor proveedor de café adecuado para enemas.

Como señalaba al principio de este capítulo, es inevitable que todos los marcos de tratamiento se reduzcan a fórmulas y sean, por lo tanto, limitados. De todos modos, espero que este marco te estimule a dialogar con tu profesional de la salud y amplíe tus miras en cuanto a lo que es posible. Se está acercando un nuevo tiempo en el ámbito de la terapia contra el cáncer, y llegará pronto. Los días en que nuestras únicas opciones sean cortar, quemar y envenenar están contados. Cuanto antes llegue este nuevo tiempo, mejor.

CAPÍTULO TRECE

¿Deberías someterte a las pruebas rutinarias de detección del cáncer?

Vivimos en un estado vigilante, y esto afecta también al ámbito médico. Con esto quiero decir que se nos dice (a veces se nos ordena) que nos sometamos a pruebas anuales encaminadas a «detectar» si tenemos cáncer. Si no lo hacemos, puede ser que se nos avergüence tildándonos de *malos* o *estúpidos*, o que nos digan que si enfermamos será por culpa nuestra, por no haber hecho lo que se suponía que debíamos hacer. Pero ¿hay alguna prueba de que estas revisiones desagradables y numerosas realmente nos ayuden a vivir una vida larga y mejor?

En el tratamiento de esta cuestión estoy en deuda con el brillante trabajo de un médico de familia y epidemiólogo de New Hampshire llamado H. Gilbert Welch, quien escribió el libro más importante jamás escrito sobre la ciencia de las pruebas de detección precoz, titulado *Should I Be Tested for Cancer?*[1] [¿Debería someterme a pruebas para ver si tengo cáncer?]. En él expone el argumento de que si bien las pruebas de detección precoz del cáncer son excelentes para los intereses del negocio médico, no son tan buenas para el paciente.[2]

Para entender la argumentación básica de Welch, es importante establecer algunas definiciones. Cuando hablamos de *detección precoz* (o *cribado*, que hace referencia, más específicamente, a la detección precoz practicada sobre conjuntos de población),* solo estamos haciendo referencia a las pruebas realizadas en personas sanas que no presentan signos o síntomas de la enfermedad en relación con la cual se las está examinando. Es decir, una mamografía realizada a una mujer sana de cincuenta años que no presenta síntomas es una prueba de *detección precoz*, mientras que una mamografía realizada a una mujer que presenta una secreción sanguinolenta en el pezón es una *prueba diagnóstica*, practicada para determinar la causa del sangrado. Un examen de rutina del PSA (una prueba para detectar el cáncer de próstata) realizado a un hombre asintomático de sesenta y cinco años es un examen de detección precoz. El mismo examen realizado a un hombre de sesenta y cinco años que no puede orinar es una prueba diagnóstica. En este capítulo solo estoy abordando la detección precoz, no el uso de estas mismas pruebas para encontrar la causa de un determinado síntoma o conjunto de síntomas.

Parece obvio, y apenas vale la pena debatirlo, que es preferible encontrar el cáncer en una etapa temprana que encontrarlo en una etapa posterior, tal vez cuando ya se ha diseminado. Parece tan obvio, de hecho, que algunas personas incluso cuestionan la necesidad de estudiar la eficacia de la detección precoz del

---

* En esta obra, tanto *detección precoz* como *cribado* son traducciones del inglés *screening*. Se ha optado por una u otra denominación en función del contexto, aun cuando cierto grado de subjetividad es inevitable (N. del T.).

cáncer. Yo mismo he dicho en capítulos anteriores que el cáncer que se encuentra en el estadio cuatro es muy difícil de tratar con éxito y que rara vez se resuelve espontáneamente por sí solo (si es que alguna vez lo hace). Podrías pensar que tendría que ser un gran defensor de los programas de cribado del cáncer, por lo menos a causa de que la detección temprana parece dar a mis terapias holísticas una posibilidad de éxito mucho mayor que el tratamiento de las personas cuyo cáncer está más avanzado.

El problema es que cuando profundizamos y realizamos estudios que intentan mostrar los beneficios de la detección precoz del cáncer se muestra un panorama diferente y más problemático. Este panorama se ve aún más ensombrecido por el hecho de que en estos días todo el mundo parece conocer a una «tía Bessie a quien, gracias a Dios, le detectaron un cáncer de mama en etapa temprana, se sometió a cirugía, radioterapia y quimioterapia, y diez años después sigue viva». ¿Cómo podríamos no estar agradecidos por el hecho de que la tía Bessie siga viva como resultado de nuestros programas de cribado? Bueno, tenemos que dirigir nuestra atención a los estudios realizados sobre la detección precoz del cáncer para descubrir qué pudo haberle sucedido realmente a la tía Bessie.

Cuando efectuamos pruebas de detección precoz de una enfermedad potencialmente agresiva como el cáncer, es importante que tengamos presente que la detección temprana no conduce necesariamente a un resultado clínico distinto, y que detectar la enfermedad antes hace que sea especialmente problemático estudiar resultados diferentes. Por ejemplo, si estamos estudiando un cáncer que suele propagarse desde su ubicación original (el sitio primario) a sitios distantes en el plazo de un año, como ocurre con el cáncer de páncreas, debería estar claro que efectuar una prueba de detección del cáncer pancreático cada diez años no tendrá como consecuencia un cambio significativo en el resultado, probablemente. El paciente tendría que ser extremadamente afortunado para que el tumor apareciese en los pocos meses anteriores a la prueba para que pudiese ser detectado en una fase suficientemente temprana. Esta realidad es relevante en todas las pruebas de detección «precoz», ya que es indicativa de que siempre detectarán preferentemente los cánceres de evolución más lenta y, por lo tanto, menos agresivos o peligrosos. Los cánceres de evolución más rápida, los que conducen al peor pronóstico, no son detectados por las pruebas pertinentes, y por lo general se descubren solamente cuando se presentan los síntomas.

La consecuencia natural es que los estudios llevados a cabo sobre el cribado del cáncer siempre mostrarán tasas más altas de «curación» en comparación con la ausencia de cribado, y a la vez no mostrarán unos mejores resultados generales.

Se nos dice que desde el momento en que aparece la primera célula de cáncer de mama hasta el momento en que se puede ver en una mamografía rutinaria transcurren entre ocho y diez años, aproximadamente. Cuando el cáncer se puede palpar, lleva presente entre diez y doce años. No sabemos si descubrir el cáncer dos años antes tiene alguna relevancia clínica, sobre todo teniendo en cuenta las características del tratamiento moderno para el cáncer de mama. Y, como he tratado de dejar claro en este libro, el cáncer no es el tumor; el tumor no es más que una señal de que el cáncer está ahí. El cáncer es una enfermedad del citoplasma y la estructuración del agua dentro de la célula. Eliminar el tumor antes no cambia el curso de la enfermedad. Welch y un colega suyo manifestaron la siguiente conclusión en un artículo de 2011 después de un ensayo a gran escala:

La mayoría de las mujeres a quienes se les detectó el cáncer de mama en el contexto del cribado no han salvado la vida gracias a la detección precoz, ya que o bien recibieron un diagnóstico temprano (sin efecto sobre su mortalidad) o bien recibieron un sobrediagnóstico.[3]

En unos estudios, Welch y sus colegas no encontraron que el cribado de cáncer de mama por medio de la mamografía o el cribado de cáncer de ovario por medio de la prueba de sangre CA-125 presentase ningún beneficio en cuanto a la supervivencia general.[4] La tasa de curación aumenta por la sencilla razón de que si se extirpan los senos en los que hay células cancerosas, la mayoría de las mujeres sometidas a esta práctica no morirán de cáncer de mama. El problema es que la tasa de mortalidad general entre ellas no cambia; incluso en algunos casos empeora un poco. Es decir, curamos el cáncer, pero la paciente muere de todos modos.

Estas complejidades hacen que las estadísticas sobre el tiempo de supervivencia entre los pacientes que se someten a pruebas de detección precoz sean muy difíciles de interpretar y exista una elevada posibilidad de fraude. Por ejemplo, si comparamos el tiempo de supervivencia de un conjunto de mujeres a las que se les descubrió el cáncer de mama a través de una mamografía con el de aquellas que palparon un bulto en uno de sus senos ellas mismas, nos encontramos con que las mujeres que fueron objeto de la detección temprana vivieron dos años más, en promedio, que las que efectuaron el hallazgo por sí mismas. Pero debería ser obvio que la razón de ello es que el reloj de la supervivencia se pone en marcha dos años antes cuando el cáncer se descubre por medio de las pruebas de detección precoz. Y si el tiempo empieza a contar desde dos años antes, en realidad no es motivo de celebración que la persona viva dos años más.

Dos estudios adicionales realizados por Welch muestran esto mismo en relación con el cáncer de próstata y el melanoma maligno.[5] Los dermatólogos eliminan millones de lesiones de melanoma de los estadounidenses cada año; por lo tanto, curan a millones de personas de este cáncer mortal. Pero como muestra el estudio de Welch, el pronóstico para los pacientes con melanoma no ha cambiado en décadas. Ocurre lo mismo con el cáncer de próstata: sacamos millones de próstatas con una pequeña cantidad de cáncer cada año solo para descubrir que si hubiéramos llevado a cabo una «espera vigilante» (es decir, si no hubiéramos hecho nada), el resultado habría sido casi idéntico. «Curar» el cáncer de próstata no tiene ningún efecto sobre la supervivencia del paciente.

En un estudio similar, Welch examinó las afirmaciones de que el cribado de cáncer de pulmón por medio de la tomografía computarizada mejoraba el pronóstico de los pacientes, pero no encontró que se derivase ningún beneficio de este ingente esfuerzo de detección precoz:

> Concluimos con dos principios fundamentales que los médicos deben recordar al pensar en el cribado: (1) la supervivencia siempre se prolonga mediante la detección temprana, incluso cuando la muerte no se retrasa ni se salvan vidas, y (2) los ensayos aleatorizados son la única forma de determinar si la detección precoz es más beneficiosa que perjudicial.[6]

Tal vez el resultado más impactante que descubrió Welch con sus investigaciones, un hallazgo que puede explicar la mayor parte de la ausencia de beneficios obtenidos con las pruebas de detección precoz, es que los pequeños cánceres detectados en su etapa más temprana, que son los que detectan más a menudo este tipo de pruebas, en ocasiones remiten y desaparecen por sí solos. Un estudio de catorce años de duración sobre la detección precoz del cáncer de mama realizado por Welch manifiesta un lenguaje científico cauteloso, pero su conclusión es clara: los cánceres que se encuentran con las pruebas de detección precoz pueden desaparecer por sí mismos.

> Debido a que la incidencia acumulada entre los miembros del grupo de control nunca alcanzó la del grupo sometido a las pruebas de detección precoz, parece que algunos cánceres de mama detectados por medio del examen mamográfico repetido no persistirían para ser detectados por medio de una mamografía al cabo de seis años. Esto incrementa la posibilidad de que el curso natural de algunos cánceres de mama invasivos detectados con las pruebas de detección precoz sea la regresión espontánea.[7]

Ya ves, pues, cuál es la realidad respecto a esos cánceres tempranos que estamos curando por millones tras detectarlos con nuestras pruebas de detección temprana: muchos de ellos se habrían ido solos si nunca nos hubiéramos molestado en mirar. ¿Te acuerdas de la tía Bessie? Si nunca se hubiera hecho esa mamografía, es posible que su cáncer temprano hubiese remitido por sí solo, y se habría evitado el trauma, los gastos, la preocupación y la toxicidad inducida por la ronda habitual de cirugía, radioterapia y la tóxica quimioterapia. El problema es que en estos momentos no tenemos ni idea de cuáles son los cánceres que remitirán por sí mismos y cuáles se desarrollarán y se convertirán en un problema. El único ámbito en el que esta idea se ha llevado al terreno práctico aunque solo sea mínimamente es el tratamiento del cáncer de próstata. En esta área, se ha descubierto que la espera vigilante es tan efectiva como el enfoque quirúrgico agresivo. Si esto es así, ¿qué sentido tiene el cribado más allá de enriquecer a los individuos y organizaciones implicados en la ingente industria de los cuidados oncológicos?

A lo largo de los años, muchas personas han tratado de que me interesase por varias técnicas y estrategias dirigidas a la detección temprana del cáncer entre mis pacientes; entre ellas, la termografía, los análisis de sangre como la prueba de AMSA e incluso la cristalización sensible utilizada en algunas clínicas antroposóficas. Si bien estas y muchas más pruebas pueden ser útiles para detectar algunos tipos de cáncer y también pueden ser útiles para seguir el progreso de los tratamientos para el cáncer, cuando se trata del cribado dirigido a grandes grupos poblacionales, tengo que estar de acuerdo con Welch respecto a este planteamiento: mientras no veamos unos ensayos aleatorizados claros que muestren una mejora en parámetros de la salud como resultado del cribado, no puedo apoyar este procedimiento.

He empezado este capítulo señalando la naturaleza insidiosa de la vida en nuestra sociedad vigilante. Los ejemplos que pongo constituyen una parte minúscula de la vigilancia y la intrusión en nuestra privacidad, incluida la privacidad médica, a las que estamos sujetos de forma rutinaria y, me temo, a las que nos hemos vuelto insensibles. Sencillamente, no estoy dispuesto a aprobar la vigilancia regular de nuestros cuerpos sin pruebas de que ello aporte algún beneficio para nuestra salud. En estos momentos, no creo que dichas pruebas existan.

Sospecho que la totalidad del concepto de las pruebas de detección precoz es erróneo. Entiendo que no someterse a ellas significaría que los individuos vivirían con mayor incertidumbre y en desacuerdo con los profesionales de la salud que los atienden. Entiendo que se considera herético no someterse a un examen periódico sobre el estado de la propia salud. Pero también creo que debemos considerar las repercusiones que tiene este escrutinio sobre nuestra sensación de libertad e inviolabilidad, y la sensación general de miedo que nos provoca. Fundamentalmente, al menos quiero que las personas entiendan claramente los aspectos relevantes y que, sin verse coaccionadas en ningún sentido, se sientan libres de elegir su propia línea de actuación. En mi opinión, este sería el mejor resultado que podría derivarse de mi exposición sobre un asunto tan delicado, y es por eso por lo que lo he abordado.

La doctora Marcia Angell, exeditora ejecutiva de *New England Journal of Medicine*, posiblemente la revista médica más prestigiosa del mundo, hizo una declaración en 2009 que apunta al núcleo de los problemas a los que nos enfrentamos:

> Sencillamente, ya no es posible creer en gran parte de las investigaciones clínicas que se publican, ni basarnos en el juicio de médicos confiables ni en las directrices médicas oficiales. No me complace esta conclusión, a la que fui llegando poco a poco y muy a mi pesar durante mis dos décadas como editora de *New England Journal of Medicine*.

Conclusión

Vivimos nuestra vida a partir de las historias que nos contamos a nosotros mismos. Las culturas se definen por las historias que nos contamos unos a otros. Si queremos cambiar lo que está sucediendo en nuestra vida o en nuestra cultura, debemos cambiar esta historia. En este momento, si me permites una alegoría, estamos viviendo la historia de *La bella durmiente*. El reino, que representa la condición de la paz y la justicia, está bajo el hechizo de una bruja malvada y despechada, que es el símbolo del pensamiento materialista y la creencia de que solo existe la sustancia material.

Esta representación se refleja en la descripción de la realidad que encontramos en la física cuántica. El mundo físico o manifiesto puede existir en dos estados distintos por lo menos. Uno de estos estados es el de partícula, el otro es el de onda. Cuando la materia existe como partículas, representa la naturaleza material de los átomos. Cuando los átomos existen como onda, son más fluidos y menos materiales; se manifiestan como energía. Los físicos dicen que lo que determina si un átomo se mostrará como una partícula o una onda es si lo están observando. Es decir, el estado de los componentes básicos de la materia lo determina el observador consciente. Algunos físicos incluso han llegado a decir que el mundo físico existe porque la conciencia lo «soñó».

En *La bella durmiente*, la princesa, que representa la salvación del reino (un estado de armonía, paz y salud, y la conciencia maternal del citoplasma acuoso), está dormida. Está bajo el hechizo de la conciencia materialista, vinculada a las partículas y asociada al núcleo (celular) de la bruja malvada. El destino del reino depende de si la princesa despertará del hechizo y se reconocerá como quien es realmente. Es decir, debe despertar y ver el mundo de la materia como una especie de hechizo en el que caemos sin querer. Debe despertar de este hechizo y tomar conciencia no de un mundo nuevo, sino de su verdadera naturaleza.

Nuestra cultura actual (y en ningún ámbito se puede ver más claramente que en la medicina en general y la oncología en particular) está sufriendo bajo el mismo hechizo. Nos han hechizado las promesas del materialismo y la forma «tipo partícula» de ver el mundo. Bajo este hechizo, hemos construido grandes edificios, presas y otras estructuras. Hemos explorado los cielos y las profundidades de los océanos. Hemos fabricado grandes ordenadores capaces de hacer cosas casi inimaginables. Hemos decidido que el ser humano solo está compuesto de sustancias materiales y funciona de manera muy parecida a una máquina. Y hemos decidido que la causa del cáncer son los oncogenes, en lugar de las fuerzas vitales que residen en el citoplasma acuoso. Como resultado, no solo no somos conscientes de nuestra verdadera naturaleza, sino que estamos condenados. Las personas y culturas que únicamente ven o reconocen la naturaleza material de la vida no solo ven el mundo de forma incorrecta sino que además, e inevitablemente, destruyen la vida del único hogar que tienen. Intentan convertir la vida en dinero y, a su vez, destruir su propio planeta, que está vivo. Esta es la historia de nuestra cultura y de la enfermedad llamada cáncer.

La forma de salir de esta situación tan trágica también se nos muestra en *La bella durmiente*. La princesa puede despertar y el reino puede convertirse en un lugar de paz, abundancia y armonía, pero solo a través de la intervención del «apuesto príncipe». El príncipe trae el regalo más simple y profundo de todos a la princesa y a toda la humanidad. Es el regalo del amor. El amor es la fuerza, la energía, el poder del mundo que puede despertarnos de este profundo sueño. El amor, ya sea entre las personas, hacia los animales o hacia todo el milagro de la creación, hace que tomemos conciencia de quienes somos realmente. En *La bella durmiente*, es a través del amor, el beso del príncipe, como la princesa despierta, es decir, pasa a saber cuál es su verdadera naturaleza. Finalmente puede verse a sí misma como un ser espiritual en forma humana, un ser que puede residir en ambos mundos y crear la armonía entre los dos. Esta es la historia del símbolo del yin y el yang y la historia del nacimiento de Jesús. Es la historia del núcleo físico denso en relación con el citoplasma acuoso y vivo. Es la historia del cáncer y el desafío de nuestra cultura. O tomamos conciencia de nuestra verdadera naturaleza muy pronto, o estamos destinados a destruirlo todo. ¿Cuál de ambas opciones elegirás tú?

Fuentes recomendadas de terapias y remedios

En general, me costó poco decidir cuáles son los proveedores óptimos de los productos y remedios que recomiendo a lo largo de este libro. En todos los casos, tuve en cuenta todos los aspectos posibles en cuanto a la forma de obtener el producto final. Esto incluyó dónde se cultivaba el alimento o la planta y cómo se procesaba, almacenaba y distribuía. En algunos casos elegí una determinada empresa porque su fundador dedicó buena parte de su carrera al estudio del producto en cuestión, como en el caso del NADH del doctor George Birkmayer.*

No siempre pude encontrar fuentes fiables de una determinada planta o remedio; por eso, una de mis dos empresas

---

* La lista de proveedores que ofrece el autor en este apéndice corresponde al ámbito estadounidense casi en todos los casos. El lector puede investigar si un determinado proveedor presta servicio más allá de este ámbito o si un determinado producto de la marca indicada está a la venta en una plataforma universal como puede ser Amazon, o basarse en los criterios que expone el autor en este párrafo para encontrar la mejor opción (N. del T.).

familiares (Dr. Cowan's Garden o Human Heart, Cosmic Heart, según el caso) los ha puesto a disposición del público. Esto ha sido así con la *ashitaba* y el *Strophanthus*, el cual vendemos en cápsulas. Sé que esta recomendación puede parecer egoísta, pero en ambos casos nuestras empresas familiares eran la única manera de llevar al mercado unos productos cultivados de forma totalmente biodinámica o recolectados en el medio silvestre. Han sido ejemplos del dicho «si quieres que algo se haga bien, debes hacerlo tú mismo».

Tras esta introducción, aquí tienes la lista de los lugares en los que obtener los productos que menciono en esta obra.

Agua baja en deuterio. Actualmente conozco dos empresas que venden agua baja en deuterio en Estados Unidos. El Center for Deuterium Depletion ('centro para la reducción del deuterio') (www.ddcenters.com) vende agua baja en deuterio con distintas concentraciones. Divinia (www.diviniawater.com) tiene un agua con un contenido en deuterio ligeramente inferior al que tienen la mayoría de las aguas que están a la venta, pero no es lo suficientemente bajo como para ser útil como tratamiento.

Agua de mar isotónica de Quinton. Se puede obtener en paquetes que contienen ampollas de vidrio individuales o en botellas de vidrio de un litro. En el momento de escribir estas líneas, las botellas de litro no están disponibles en Internet. Puedes obtener los paquetes con ampollas en Quicksilver Scientific (www.quicksilverscientific.com).

Alimentos. Lo único que debo mencionar en este ámbito es que la guía de compras de la Fundación Weston A. Price puede ser un recurso inestimable para obtener los alimentos de mejor calidad. Es especialmente útil para obtener los más difíciles de encontrar, como el caldo de huesos y vegetales fermentados por medios naturales.

Ashitaba. Hasta donde sabemos, Dr. Cowan's Garden (www. drcowansgarden.com) proporciona el único producto de *ashitaba* producido en Estados Unidos disponible en este país. Nuestra *ashitaba* procede de dos productores biodinámicos estelares del norte de California, que la secan y la envían para que sea molida y empaquetada en nuestra cocina de Virginia Occidental.

Bardana (raíz de). En estos momentos, solo hay un productor comercial de bardana ecológica importante en Estados Unidos. Su producto está disponible a través de Dr. Cowan's Garden (www.drcowansgarden.com). Obtenemos nuestra raíz de bardana directamente de esta fuente, la secamos y la trituramos en un polvo fácil de usar, que almacenamos en nuestros frascos de cristal violeta Miron.

Campos electromagnéticos: evaluaciones de domicilios y soluciones. Shielded Healing ofrece evaluaciones de domicilios y recomienda una diversidad de productos que pueden ayudar a mitigar la exposición a los campos electromagnéticos en el hogar. Puedes contratar evaluaciones y consultas, comprar productos y obtener más información sobre la exposición a los campos electromagnéticos en su sitio web (www.shieldedhealing.com).

Campos electromagnéticos: pulseras protectoras y alfombras de puesta a tierra. Energy Armor (www.energy-armor.com) vende varios tipos de pulseras que reducen los efectos tóxicos de la exposición a los campos electromagnéticos. Las alfombras de puesta a tierra y conexión a tierra se pueden comprar a través del catálogo de Radiant Life (www.radiantlifecatalog.com).

Chaga (infusión de). Actualmente hay muchos buenos proveedores de productos obtenidos del hongo chaga recogido en zonas silvestres disponibles en Internet. Puedes obtener una tintura de hongo chaga de origen silvestre a través de Raw Revelations (www.rawrevelations.com) y de Human Heart, Cosmic Heart (www.humanheartcosmicheart.com).

Cúrcuma. La cúrcuma molida de la mejor calidad se puede obtener en Burlap & Barrel (www.burlapandbarrel.com) o en Dr. Cowan's Garden (www.drcowansgarden.com).

Muérdago. El mejor proveedor de muérdago es Helixor (www.helixor.com). A través del sitio web, el personal de Helixor también ofrece recomendaciones sobre el preparado más adecuado según el caso, junto con las instrucciones relativas a las dosis. Como señalé en el capítulo doce, Estados Unidos es actualmente el único país del mundo donde el muérdago Helixor no puede enviarse legalmente, pero cabe esperar que esta situación cambie en un futuro próximo. Actualmente hay muy pocas otras formas de obtener ampollas de muérdago en Estados Unidos.

NADH. Lo importante que debes saber sobre el NADH es que los paquetes Birkmayer Rapid Energy son los únicos que han producido resultados consistentes. Los obtengo directamente de Prof. George Birkmayer NADH (www.birkmayer-nadh.com). También están disponibles en Human Heart, Cosmic Heart (www.humanheartcosmicheart.com).

Sauna. La mejor sauna es la de SaunaSpace (www.saunaspace.com). Si es posible, es mejor usarla dentro de la jaula de Faraday patentada de la misma empresa, que protege de las interferencias procedentes de los campos electromagnéticos.

Strophanthus **(en cápsulas).** Human Heart, Cosmic Heart (www.humanheartcosmicheart.com) ofrece las únicas cápsulas de semillas de *Strophanthus* puras disponibles en Estados Unidos. Nuestras semillas son recogidas en Camerún de lianas que miden entre noventa y uno y ciento veintidós metros por miembros de la tribu baka, que llevan siglos realizando esta operación. Las semillas se recogen, se secan, se envían a Alemania para su procesamiento y después se distribuyen en Estados Unidos a través de Human Heart, Cosmic Heart.

Vitamina C liposomal. Existen muchas buenas marcas de vitamina C liposomal. Prefiero las versiones sin productos transgénicos y sin maíz, como la que vendemos a través de Human Heart, Cosmic Heart (www.humanheartcosmicheart.com). Quicksilver Scientific (www.quicksilverscientific.com) también vende una vitamina C liposomal de alta calidad.

El significado fisiológico de san Jorge matando al dragón y *El nacimiento de Venus*

S i se examinan varias pinturas de san Jorge y el dragón hechas por maestros del Renacimiento como Van Dyck y Rafael, a menudo se ve a san Jorge encima de un semental blanco blandiendo una espada roja en su mano derecha. Muchas veces parece que la espada está saliendo del cuadrante superior derecho del abdomen, conocido como *punto de McBurney*, que es donde generalmente se siente el dolor con origen en la vesícula biliar. De hecho, cuando un técnico realiza una exploración por ultrasonidos del abdomen de un paciente para detectar una enfermedad de la vesícula biliar, generalmente apreciará el dolor o la falta de dolor del paciente al presionar la varilla de ultrasonidos sobre el punto de McBurney. En la tradición esotérica, el dragón está asociado con los procesos sulfurosos e inconscientes que tienen lugar en la región metabólica, debajo del diafragma. La evolución humana está íntimamente relacionada con el desarrollo de la conciencia, y san Jorge es una de las figuras míticas que guían a la humanidad en este desarrollo. Es el mensajero de Marte, el planeta rojo; y en las tradiciones esotéricas, la vesícula biliar es el órgano asociado con Marte y el hierro.

Entonces, lo que Van Dyck y Rafael están mostrando es que san Jorge trabaja a través de nuestra vesícula biliar para aportar hierro a nuestro ser. La función del hierro es desintoxicar, y al combinarse con la molécula de hemo, san Jorge mata los impulsos sulfurosos e inconscientes que se encuentran en nuestro reino metabólico. Al matar al dragón, nos convertimos en seres más despiertos y conscientes, capaces de cocrear un universo que puede estar bien para todos. Cuando sucumbimos a nuestros impulsos inconscientes, corremos el riesgo de convertirnos en agentes de muerte y destrucción.

En *El nacimiento de Venus*, de Botticelli, tenemos una pintura en la que predomina el color azul celeste en la que vemos a la diosa Venus, también conocida como Afrodita, emergiendo del mar sobre una concha abierta. Se dice que Venus, que es la diosa del amor y la sensualidad, es la representante del planeta Venus en la Tierra. En la tradición esotérica, tanto el planeta como la diosa Venus están conectados al cobre y los riñones. La sangre de la almeja, de hecho, tiene como base el cobre, no el hierro como ocurre con la sangre de los mamíferos, y por eso encontramos la predominancia del color azul celeste en la pintura, en lugar del rojo. El cuadro evoca imágenes sensuales fuertes, como si quisiera recordarnos que el mundo sensual y emocional tiene como base el cobre y está asociado a los riñones. Aunque esto pueda parecer extraño a los fisiólogos modernos, actualmente sabemos que los «sombreros» que se encuentran en la parte superior de nuestros riñones, las llamadas glándulas suprarrenales, juegan un papel importante en nuestro bienestar emocional y sexual. Botticelli nos recuerda el papel fisiológico del cobre en esta espectacular interpretación de la diosa del amor y las emociones que surge del reino del cobre. En algunos análisis de esta pintura se nos dice que Venus aterriza en nuestro mundo en la antigua isla de Creta, un lugar que, no por casualidad, aloja algunos de los yacimientos de cobre más abundantes del mundo.

Notas

Prólogo

1. Lisa Rapaport (13 de marzo de 2018). «U.S. Health Spending Twice Other Countries' with Worse Results». *Reuters Health News*. Recuperado de https://www.reuters.com/article/us-health-spending/u-s-health-spending-twice-other-countries-with-worse-results-idUSKCN1GP2YN.

Introducción

1. Ulrich R. Abel (1992). «Chemotherapy of Advanced Epithelial Cancer –A Critical Review». *Biomedicine and Pharmacotherapy*, 46 (10), 439-452. Recuperado de https://doi.org/10.1016/0753-3322(92)90002-O.
2. *Ibid*.
3. *Ibid*.
4. Ulrich R. Abel (1995). *Cytostatic Chemotherapy of Advanced Epithelial Tumors: A Critical Inventory*. Stuttgart (Alemania): Hippokrates Verlag.
5. G. Morgan, R. Ward y M. Barton (diciembre de 2004). «The Contribution of Cytotoxic Chemotherapy to 5-Year Survival in Adult Malignancies», resumen, *Clinical Oncology*, 16 (8). Recuperado de https://www.ncbi.nlm.nih.gov/pubmed/15630849?report=abstract.
6. Sylvie Beljanski (25 de febrero de 2019). «Are We Winning the War on Cancer? The Good News». *Newsweek*. Recuperado de https://www.newsweek.com/are-we-winning-war-cancer-good-news-799096.
7. «Our Research Programs». American Cancer Society. Recuperado de https://www.cancer.org/research.html el 25 de febrero de 2019.
8. American Cancer Society. «Cancer Deaths Drop for Second Consecutive Year» *Science News, Science Daily*. Recuperado de https://www.sciencedaily.com/releases/2007/01/070118095233.htm el 25 de febrero de 2019.
9. *Ibid*.
10. Clifton Leaf (22 de marzo de 2004). «Why We're Losing the War on Cancer (and How to Win It)». *Fortune*. Recuperado de http://fortune.com/2004/03/22/cancer-medicines-drugs-health/.

Capítulo uno: El fracaso de la teoría del oncogén

1. J. Tímár, T. Barbai, B. Gyarffy y E. Rásó. (2013). «Understanding Melanoma Progression by Gene Expression Signatures». En: Pfeffer U. (eds.). *Cancer Genomics*. Dordrecht (Países Bajos): Springer. Recuperado de https://doi.org/10.1007/978-94-007-5842-1_2.
2. Sebastian Salas-Vega, Othon Iliopoulos y Elias Mossialos (2017). «Assessment of Overall Survival, Quality of Life, and Safety Benefits Associated with New Cancer Medicines». *JAMA Oncology*, 3 (3), 382-390. Recuperado de https://doi.org/10.1001/jamaoncol.2016.4166.
3. *Ibid*.
4. Courtney Davis *et al.* (4 de octubre de 2017). «Availability of Evidence of Benefits on Overall Survival and Quality of Life of Cancer Drugs Approved by European Medicines Agency: Retrospective Cohort Study of Drug Approvals 2009-13». *British Medical Journal*, 4530, 359. Recuperado de https://doi.org/10.1136/bmj.j4530.
5. *Ibid*.
6. *Ibid*.
7. Ellen R. Copson *et al.* (1 de febrero de 2018). «Germline BRCA Mutation and Outcome in Young-Onset Breast Cancer (POSH): A Prospective Cohort Study». *Lancet Oncology*, 19 (2), 169-180. Recuperado de https://doi.org/10.1016/S1470-2045(17)30891-4.
8. *Ibid*.
9. Cheryl Lin *et al.* (junio de 2011). «The Case against BRCA 1 and 2 Testing». *Surgery*, 149 (6), 731-734. Recuperado de https://doi.org/10.1016/j.surg.2010.11.009.
10. Alexandra J. van den Broek *et al.* (27 de marzo de 2015). «Worse Breast Cancer Prognosis of BRCA1/BRCA2 Mutation Carriers: What's the Evidence? A Systematic Review with Meta-Analysis». *PLOS ONE*, 10 (3). Recuperado de http://doi.org/10.1371/journal.pone.0120189.
11. Leslie A. Pray (2008). «Gleevec: The Breakthrough in Cancer Treatment». *Nature Education*, 1 (1), 37. Recuperado de https://www.nature.com/scitable/topicpage/gleevec-the-breakthrough-in-cancer-treatment-565.

Capítulo dos: La «ubicación» del cáncer

1. Thomas N. Seyfried (2012). *Cancer as a Metabolic Disease: On the Origin, Management and Prevention of Cancer*. Hoboken (Nueva Jersey), EUA: John Wiley and Sons, pp. 195-206.
2. Para mayor detalle, ver mi libro publicado en 2018 *Vaccines, Autoimmunity, and the Changing Nature of Childhood Illness*. White River Junction (Vermont), EUA: Chelsea Green Publishing.

Capítulo tres: ¿Qué es la vida?

1. Erwin Schrödinger (1944). *What Is Life? The Physical Aspect of the Living Cell.* Cambridge, Reino Unido: Cambridge University Press. [En español: (2015) *¿Qué es la vida?*, Barcelona, España: Tusquets].
2. Para mayor detalle, ver mi libro *Vaccines, Autoimmunity, and the Changing Nature of Childhood Illness.*

Capítulo cuatro: El plasma isotónico de Quinton

1. Laboratoires Quinton (2018). *Special Report: Seawater.* Recuperado de http://quinton.no/wp-content/uploads/2018/06/INFORME_ESPECIAL_ingles.pdf.
2. *Ibid.*
3. *Ibid.*
4. *Ibid.*
5. Hee Sun Hwang *et al.* (julio de 2009). «Anti-Obesity and Antidiabetic Effects of Deep Sea Water on *ob/ob* Mice». *Marine Biotechnology*, 11 (4), 531.
6. *Ibid.*
7. Geethalakshmi Radhakrishnan *et al.* (11 de septiembre de 2009). «Intake of Dissolved Organic Matter from Deep Seawater Inhibits Atherosclerosis Progression». *Biochemical and Biophysical Research Communications*, 387 (1), 25-30. Recuperado de https://doi.org/10.1016/j.bbrc.2009.06.073.
8. Saburo Yoshioka *et al.* (diciembre de 2003). «Pharmacological Activity of Deep-Sea Water: Examination of Hyperlipemia Prevention and Medical Treatment Effect». *Biological and Pharmaceutical Bulletin*, 26 (11), 1552-1559. Recuperado de https://doi.org/10.1248/bpb.26.1552.
9. H. Kimata, H. Tai y H. Nakajima (2001). «Reduction of Allergic Skin Responses and Serum Allergen-Specific IgE and IgE-Inducing Cytokines by Drinking Deep-Sea Water in Patients with Allergic Rhinitis». *Otorhinolaryngologia Nova*, 11, 302-303. Recuperado de https://doi.org/10.1159/000068306.

Capítulo cinco: La terapia Gerson

1. Trato esta cuestión en detalle en mi libro *Vaccines, Autoimmunity, and the Changing Nature of Childhood Illness.*
2. F. W. Cope (1978). «A Medical Application of the Ling Association-Induction Hypothesis: The High Potassium, Low Sodium Diet of the Gerson Cancer Therapy». *Physiological Chemistry and Physics*, 10 (5), 465-468. Recuperado de https://www.ncbi.nlm.nih.gov/pubmed/751080.
3. G. L. Gar Hildenbrand *et al.* (1995). «Five-Year Survival Rates of Melanoma Patients Treated by Diet Therapy after the Manner of Gerson: A Retrospective Review». *Alternative Therapies in Health and Medicine*, 1 (4), 29-37. Recuperado de https://pdfs.semanticscholar.org/91fc/8294810a11e7e70b9fee3cb89d4b29678ffa.pdf. Max Gerson (1978). «The Cure of Advanced Cancer by Diet Therapy: A Summary of 30 Years of Clinical Experimentation».

Physiological Chemistry and Physics, *10* (5), 449-464. Recuperado de https://www.ncbi.nlm.nih.gov/pubmed/751079.

Capítulo seis: Los glucósidos cardíacos

1. B. Stenkvist (mayo de 1999). «Is Digitalis a Therapy for Breast Carcinoma?». *Oncology Reports*, 6 (3), 493-499. Recuperado de https://doi.org/10.3892/or.6.3.493.
2. J. Haux (diciembre de 1999). «Digitoxin Is a Potential Anticancer Agent for Several Types of Cancer». *Medical Hypotheses*, *53* (6), 543-548. Recuperado de https://doi.org/10.1054/mehy.1999.0985.
3. M. Iltaf Khan (mayo de 2009). «Digitalis, a Targeted Therapy for Cancer?». *American Journal of the Medical Sciences*, 337 (5), 355-359. Recuperado de https://doi.org/10.1097/MAJ.0b013e3181942f57.
4. Jin-Qiang Chen *et al.* (marzo de 2006). «Sodium/Potassium ATPase (Na+, K+-ATPase) and Ouabain/Related Cardiac Glycosides: A New Paradigm for Development of Anti-Breast Cancer Drugs?». *Breast Cancer Research and Treatment*, 96 (1), 1-15. Recuperado de https://doi.org/10.1007/s10549-005-9053-3.
5. Ver mi libro de 2016 *Human Heart, Cosmic Heart: A Doctor's Quest to Understand, Treat, and Prevent Cardiovascular Disease.* White River Junction (Vermont), EUA: Chelsea Green Publishing.
6. Yung-Luen Shih *et al.* (noviembre de 2017). «Ouabain Impairs Cell Migration and Invasion and Alters Gene Expression of Human Osteosarcoma U-2 OS Cells». *Environmental Toxicology*, 32 (11), 2400-2413. Recuperado de https://doi.org/10.1002/tox.22453. Thidarat Ruanghirun, Varisa Pongrakhananon y Pithi Chanvorachote (mayo de 2014). «Ouabain Enhances Lung Cancer Cell Detachment». *Anticancer Research*, *34* (5), 2231-2238. Recuperado de http://ar.iiarjournals.org/content/34/5/2231.full / Yijun Xiao *et al.* (diciembre de 2017). «Ouabain Targets the Na/K-ATPase a3 to Inhibit Cancer Cell Proliferation and Induce Apoptosis». *Oncology Letters*, 14 (6), 6678-66784. Recuperado de http://doi.org/10.3892/ol.2017.7070.

Capítulo siete: Plantas y hongos medicinales

1. C. Louis Kervran (1989). *Biological Transmutations*. Traducido por Michel Abehsera. Magalia (California), EUA: Happiness Press.
2. Hae Min So *et al.* (agosto de 2018). «Bioactivity Evaluations of Betulin Identified from the Bark of *Betula platyphylla* var. *japonica* for Cancer Therapy». *Archives of Pharmacal Research*, 41 (8), 815-822. Recuperado de https://doi.org/10.1007/s12272-018-1064-9.
3. Antoine Géry *et al.* (septiembre de 2018). «Chaga (*Inonotus obliquus*), a Future Potential Medicinal Fungus in Oncology? A Chemical Study and a Comparison of the Cytotoxicity against Human Lung Adenocarcinoma Cells (A549) and Human Bronchial Epithelial Cells (BEAS-2B)». *Integrative Cancer Therapies*, 17 (3), 832-843. Recuperado de http://doi.org/10.1177/1534735418757912.

4. Yusuke Baba *et al.* (febrero de 2018). «Arctigenin Induces the Apoptosis of Primary Effusion Lymphoma Cells under Conditions of Glucose Starvation». *International Journal of Oncology*, 52 (2), 505-517. Recuperado de https://doi.org/10.3892/ijo.2017.4215.

5. Piwen Wang *et al.* (agosto de 2014). «Increased Chemopreventive Effect by Combining Arctigenin, Green Tea Polyphenol and Curcumin in Prostate and Breast Cancer Cells». *RSC Advances*, 4 (66), 35242-35250. Recuperado de http://doi.org/10.1039/C4RA06616B.

6. Yinghua He *et al.* (diciembre de 2018). «Molecular Mechanisms of the Action of Arctigenin in Cancer». *Biomedicine and Pharmacotherapy*, 108, 403-407. Recuperado de https://doi.org/10.1016/j.biopha.2018.08.158.

7. En-Hui Zhang *et al.* (abril de 2013). «An Update on Antitumor Activity of Naturally Occurring Chalcones». *Evidence-Based Complementary and Alternative Medicine*, 2013, artículo ID 815621. Recuperado de http://doi.org/10.1155/2013/815621.

8. Florian Pelzer (septiembre de 2018). «Complementary Treatment with Mistletoe Extracts during Chemotherapy: Safety, Neutropenia, Fever, and Quality of Life Assessed in a Randomized Study». *Journal of Alternative and Complementary Medicine*, 24, 954-961. Recuperado de http://doi.org/10.1089/acm.2018.0159.

9. Tycho Jan Zuzak *et al.* (octubre de 2018). «Safety of High-Dose Intravenous Mistletoe Therapy in Pediatric Cancer Patients: A Case Series». *Complementary Therapies in Medicine*, 40, 198-202. Recuperado de https://doi.org/10.1016/j.ctim.2018.01.002.

10. Yun-Gyoo Lee *et al.* (2019). «Efficacy and Safety of *Viscum album* Extract (Helixor-M) to Treat Malignant Pleural Effusion in Patients with Lung Cancer». *Supportive Care in Cancer*, 27, 1945-1949. Recuperado de https://doi.org/10.1007/s00520-018-4455-z.

11. Friedemann Schad *et al.* (agosto de 2018). «Overall Survival of Stage IV Non-Small Cell Lung Cancer Patients Treated with *Viscum album* L. in Addition to Chemotherapy, a Real-World Observational Multicenter Analysis». *PLOS ONE*, 13 (8). Recuperado de https://doi.org/10.1371/journal.pone.0203058.

12. Jan Axtner *et al.* (agosto de 2016). «Health Services Research of Integrative Oncology in Palliative Care of Patients with Advanced Pancreatic Cancer». *BMC Cancer*, 16. Recuperado de https://doi.org/10.1186/s12885-016-2594-5.

13. Johannes Gutsch *et al.* (septiembre de 2018). «Complete Remission and Long-Term Survival of a Patient with a Diffuse Large B-Cell Lymphoma under *Viscum album* Extracts after Resistance to R-CHOP: A Case Report». *Anticancer Research*, 38 (9), 5363-5369. Recuperado de http://doi.org/10.21873/anticanres.12865.

14. Paul Georg Werthmann, Roman Huber y Gunver Sophia Kienle (julio de 2018). «Durable Clinical Remission of a Skull Metastasis under Intralesional Viscum album Extract Therapy: Case Report». *Head and Neck*, 40 (7), E77-E81. Recuperado de https://doi.org/10.1002/hed.25320.

15. Achim Rose *et al.* (octubre de 2015). «Mistletoe Plant Extract in Patients with Nonmuscle Invasive Bladder Cancer: Results of a Phase Ib/IIa Single Group Dose Escalation Study». *The Journal of Urology*, 4, 939-943. Recuperado de https://doi.org/10.1016/j.juro.2015.04.073.

16. Maurice Orange, Uwe Reuter y Uwe Hobohm (diciembre de 2016). «Coley's Lessons Remembered: Augmenting Mistletoe Therapy». *Integrative Cancer Therapies*, 15 (4), 502-511. Recuperado de http://doi.org/10.1177/1534735416649916.

Capítulo ocho: La dieta cetogénica

1. Vilhjalmur Sefansson (1960). *Cancer: Disease of Civilization? An Anthropological and Historical Study*. Nueva York, EUA: Hill and Wang. Weston A. Price (2009). *Nutrition and Physical Degeneration*, 8.ª edición. Lemon Grove (California), EUA: Price-Pottenger Nutrition Foundation.

2. László G. Boros *et al.* (febrero de 2016). «Submolecular Regulation of Cell Transformation by Deuterium Depleting Water Exchange Reactions in the Tricarboxylic Acid Substrate Cycle». *Medical Hypotheses*, 87, 69-74. Recuperado de https://doi.org/10.1016/j.mehy.2015.11.016.

Capítulo nueve: El agua baja en deuterio

1. Sanctuaires Notre-Dame de Lourdes (2009). *Bilan 2008 et Perspectives 2009*. Lourdes: Service Communication, pp. 12-22.

2. Bernard François, Esther M. Sternberg y Elizabeth Fee (julio de 2012). «The Lourdes Medical Cures Revisited». *Journal of the History of Medicine and Allied Sciences*, 69 (1), 135-162. Recuperado de http://doi.org/10.1093/jhmas/jrs041.

3. A. V. Syroeshkin *et al.* (diciembre de 2018). «The Effect of the Deuterium Depleted Water on the Biological Activity of the Eukaryotic Cells». *Journal of Trace Elements in Medicine and Biology*, 50, 629-633. Recuperado de https://doi.org/10.1016/j.jtemb.2018.05.004.

4. *Ibid.*

5. Krisztina Krempels *et al.* (2013). «A Retrospective Study of Survival in Breast Cancer Patients Undergoing Deuterium Depletion in Addition to Conventional Therapies». *Journal of Cancer Research and Therapy*, 1 (8), 194-200. Recuperado de http://dx.doi.org/10.14312/2052-4994.2013-29.

6. *Ibid.*

7. *Ibid.*

8. András Kovács *et al.* (2011). «Deuterium Depletion May Delay the Progression of Prostate Cancer». *Journal of Cancer Therapy*, 2, 548-556. Recuperado de http://doi.org/10.4236/jct.2011.24075.

9. *Ibid.*

10. Krisztina Krempels, Ildikó Somlyai y Gábor Somlyai (septiembre de 2018). «A Retrospective Evaluation of the Effects of Deuterium Depleted Water Consumption on 4 Patients with Brain Metastases from Lung Cancer».

Integrative Cancer Therapies, 7 (3), 172-181. Recuperado de http://doi.org/10.1177/1534735408322851.

Capítulo diez: El NADH

1. George D. Birkmayer y Jiren Zhang (2004). «NADH in Cancer Prevention and Therapy», en *Phytopharmaceuticals in Cancer Chemoprevention*, editado por Dabasis Bagchi y Harry G. Preuss. Boca Ratón [Florida], EUA: CRC Press, pp. 541-554.
2. Amanda Garrido y Nabil Djouder (agosto de 2017). «NAD+ Deficits in Age-Related Diseases and Cancer». *Trends in Cancer*, 3 (8), 593-610. Recuperado de http://doi.org/10.1016/j.trecan.2017.06.001. Shunqin Zhu *et al.* (noviembre de 2018). «The Role of Sirtuins Family in Cell Metabolism during Tumor Development». *Seminars in Cancer Biology*. Recuperado de https://doi.org/10.1016/j.semcancer.2018.11.003. Liang Shi *et al.* (febrero de 2019). «SIRT5-Mediated Deacetylation of LDHB Promotes Autophagy and Tumorigensis in Colorectal Cancer». *Molecular Oncology*, 13, (2), 358-375. Recuperado de https://doi.org/10.1002/1878-0261.12408. Sara Iachettini *et al.* (2018). «Pharmacological Activation of SIRT6 Triggers Lethal Autophagy in Human Cancer Cells». *Cell Death and Disease*, 9, artículo n.º 996. Recuperado de http://doi.org/10.1038/s41419-018-1065-0.

Capítulo once: Fuerzas vitales energéticas

1. «Dr. Arthur W. Yale M.D. Talks about Using the Rife Machine on His Patients». RifeVideos.com. Recuperado de http://www.rifevideos.com/dr_arthur_w_yale_md_talks_about_using_the_rife_machine_on_his_patients.html.
2. Barry Lynes (1987). *The Cancer Cure That Worked! Fifty Years of Suppression*. South Lake Tahoe (California), EUA: BioMed Publishing Group, p. 62.
3. Barry Lynes (2009). *Rife's World of Electromedicine: The Story, the Corruption and the Promise*. South Lake Tahoe (California), EUA: BioMed Publishing Group, p. 41.
4. *Ibid*, p. 51.
5. Jim B. Tucker (2013). *Return to Life: Extraordinary Cases of Children Who Remember Past Lives*. Nueva York, EUA: St. Martin's Press, p. 167.
6. *Ibid*, p. 168.
7. *Ibid*, p. 189.
8. Stephan A. Schwartz y Larry Dossey (septiembre-octubre de 2010). «Nonlocality, Intention, and Observer Effects in Healing Studies: Laying a Foundation for the Future». *Explore*, 6 (5), 295-307. Recuperado de http://doi.org/10.1016/j.explore.2010.06.011.
9. Cynthia Bourgeault (2016). *The Heart of Centering Prayer: Nondual Christianity in Theory and Practice*. Boulder (Colorado), EUA: Shambhala.

Capítulo doce: Un marco terapéutico básico para el cáncer

1. Frank Shallenberger (febrero/marzo de 2019). «Melatonin Isn't Just for Slee-ping –From Cardiovascular Disease and Cancer to Aging and Macular Dege-neration the Research Will Shock You». *Townsend Letter*.

2. Venkataramanujam Srinivasan, Mahaneem Mohamed e Hisanori Kato (2012). «Melatonin in Bacterial and Viral Infections with Focus on Sepsis: A Review». *Recent Patents on Endocrine, Metabolic and Immune Drug Discovery*, 6 (1), 30-39. DOI: 10.2174/187221412799015317 / Frank A. J. L. Scheer *et al.* (2004). «Daily Nighttime Melatonin Reduces Blood Pressure in Male Patients with Essential Hypertension». *Hypertension*, 43, 192-197. Recuperado de https://doi.org/10.1161/01.HYP.0000113293.15186.3b / Anna Gry Vinther y Mo-gens Helweg Claësson (mayo de 2015). «The Influence of Melatonin on the Immune System and Cancer». *Ugeskr Laeger*, 177 (21). Recuperado de https://www.ncbi.nlm.nih.gov/pubmed/26027592 / Amit Naskar *et al.* (abril de 2015). «Melatonin Enhances L-Dopa Therapeutic Effects, Helps to Re-duce Its Dose, and Protects Dopaminergic Neurons in 1-methyl-4-phenyl-1,2,3,6-tetrahydropyridine-Induced Parkinsonism in Mice». *Journal of Pineal Research*, 58 (3), 262-274. Recuperado de https://doi.org/10.1111/jpi.12212 / Golmaryam Sarlak *et al.* (agosto de 2013). «Effects of Melatonin on Ner-vous System Again: Neurogenesis and Neurodegeneration». *Journal of Phar-macological Sciences*, 123 (1), 9-24. Recuperado de http://doi.org/10.1254/jphs.13R01SR / N. A. Stefanova *et al.* (octubre de 2013). «Potential of Me-latonin for Prevention of Age-Related Macular Degeneration: Experimental Study». *Advances in Gerontology*, 3 (4), 302-308. Recuperado de https://doi.org/10.1134/S2079057013040073 / P. Lissoni *et al.* (noviembre de 1999). «Decreased Toxicity and Increased Efficacy of Cancer Chemotherapy Using the Pineal Hormone Melatonin in Metastatic Solid Tumour Patients with Poor Clinical Status». *European Journal of Cancer*, 35 (12), 1688-1692. Re-cuperado de https://doi.org/10.1016/S0959-8049(99)00159-8 / Rosa M. Sainz *et al.* (abril de 2005). «Melatonin Reduces Prostate Cancer Cell Growth Leading to Neuroendocrine Differentiation via a Receptor and PKA Inde-pendent Mechanism». *The Prostate*, 63 (1), 29-43. Recuperado de https://doi.org/10.1002/pros.20155 / Edward Mills *et al.* (noviembre de 2005). «Mela-tonin in the Treatment of Cancer: A Systematic Review of Randomized Con-trolled Trials and Meta-Analysis». *Journal of Pineal Research*, 39 (4), 360-366. Recuperado de https://doi.org/10.1111/j.1600-079X.2005.00258.x.

3. Para empezar, podrías leer el artículo «The Dangers of 5G to Children's Health», de Children's Health Defense, en www.childrenshealthdefense.org; escuchar las entrevistas hechas al doctor Martin Pall sobre los peligros de la exposición a los campos electromagnéticos (por ejemplo, esta entrevista de la emisora estadounidense KPFA: http://www.yourownhealthandfitness.org/?page_id=509), y escuchar la conferencia impartida por el conocido científico sueco Olle Johansson titulada «Electromagnetic Fields and Their Side Effects on Our Health». en www.emfcommunity.com.

Capítulo trece: ¿Deberías someterte a las pruebas rutinarias de detección del cáncer?

1. H. Gilbert Welch (2006). *Should I Be Tested for Cancer? Maybe Not and Here's Why*. Berkeley, EUA: University of California Press.

2. Una investigación llevada a cabo en 2018 por el Dartmouth College, facultad de la que Welch era miembro, desembocó en la acusación de que plagió un gráfico publicado en un artículo de 2016 aparecido en *New England Journal of Medicine*, lo que lo llevó a dimitir. Aunque Welch cuestionó las acusaciones, *New England Journal of Medicine* determinó que no había «motivos suficientes» para reconsiderar la decisión. Si se lee entre líneas, se entrevé un ataque contra Welch para desprestigiarlo, debido tal vez al carácter de sus investigaciones y al grado en que desafiaba los intereses médicos privados, pero no puedo estar seguro. Lo que puedo decir es que, en mi opinión, las acusaciones de la universidad no restan importancia a los libros de Welch ni a su trabajo en general, el cual creo que tiene una importancia capital. Me entristece y me disgusta que ya no podamos contar con sus contribuciones debido a una disputa cuestionable sobre un gráfico.

3. H. Gilbert Welch y Brittney A. Frankel (2011). «Likelihood That a Woman with Screen-Detected Breast Cancer Has Had Her "Life Saved" by That Screening». *Archives of Internal Medicine*, 171 (22), 2043-2046. Recuperado de http://doi.org/10.1001/archinternmed.2011.476.

4. H. Gilbert Welch y Honor J. Passow (2014). «Quantifying the Benefits and Harms of Screening Mammography». *JAMA Internal Medicine*, 174 (3), 448-454. Recuperado de http://doi.org/10.1001/jamainternmed.2013.13635 / Archie Bleyer y H. Gilbert Welch (noviembre de 2012). «Effect of Three Decades of Screening Mammography on Breast-Cancer Incidence». *New England Journal of Medicine*, 367, 1998-2005. Recuperado de http://doi.org/10.1056/NEJMoa1206809 / Saundra S. Buys *et al.* (2011). «Effect of Screening on Ovarian Cancer Mortality: The Prostate, Lung, Colorectal and Ovarian (PLCO) Cancer Screening Randomized Controlled Trial». *JAMA*, 305 (22), 2295-2303. Recuperado de http://doi.org/10.1001/jama.2011.766.

5. H. Gilbert Welch y Peter C. Albertsen (octubre de 2009). «Prostate Cancer Diagnosis and Treatment after the Introduction of Prostate-Specific Antigen Screening: 1986-2005». *Journal of the National Cancer Institute*, 101 (19), 1325-1329. Recuperado de http://10.1093/jnci/djp278 / H. Gilbert Welch, Steven Woloshin y Lisa M. Schwartz (2005). «Skin Biopsy Rates and Incidence of Melanoma: Population Based Ecological Study». *BMJ*, 331. Recuperado de https://doi.org/10.1136/bmj.38516.649537.E0.

6. H. Gilbert Welch *et al.* (2007). «Overstating the Evidence for Lung Cancer Screening: The International Early Lung Cancer Action Program (I-ELCAP) Study». *Archives of Internal Medicine*, 167 (21), 2289-2295. Recuperado de http://10.1001/archinte.167.21.2289.

7. Per-Henrik Zahl, Jan Maehln y H. Gilbert Welch (2008). «The Natural History of Invasive Breast Cancers Detected by Screening Mammography».

Archives of Internal Medicine, 168 (21), 2311-2316. Recuperado de http://doi.
org/10.1001/archinte.168.21.2311.

Índice temático

B

C

Sobre el autor

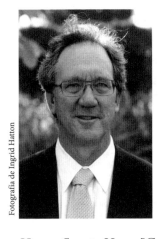

Fotografía de Ingrid Hatton

El doctor Thomas Cowan ha estudiado y escrito sobre numerosas temáticas del ámbito de la medicina, entre ellas nutrición, homeopatía, medicina antroposófica y medicina herbaria. Es autor de los libros *Vaccines, Autoimmunity, and the Changing Nature of Childhood Illness* [Vacunas, autoinmunidad y la naturaleza cambiante de las enfermedades infantiles] y *Human Heart, Cosmic Heart* [Corazón humano, corazón cósmico], autor principal de *The Fourfold Path to Healing* [El camino cuádruple a la curación] y coautor (con Sally Fallon) de *The Nourishing Traditions Book of Baby and Child Care* [El libro de las tradiciones nutritivas para el cuidado de los bebés y los niños]. El doctor Cowan ha sido vicepresidente de la Asociación Científica de Medicina Antroposófica y miembro fundador de la Fundación Weston A. Price. También escribe la columna «Pregúntale al doctor» en *Wise Traditions in Food, Farming, and the Healing Arts* [Tradiciones de sabiduría en los ámbitos de la alimentación, la agricultura y las artes curativas] (la revista trimestral de la Fundación Weston A. Price), ha impartido conferencias en todo Estados Unidos y Canadá y ha cofundado dos empresas familiares, Dr. Cowan's Garden (www.drcowansgarden.com) y Human Heart, Cosmic Heart (www.humanheartcosmicheart.com). Tiene tres hijos adultos y actualmente ejerce la medicina en San Francisco, donde reside con su esposa, Lynda Smith.